黄帝内经肾藏象理论与临床实践

张 挺 编著

上海科学技术出版社

图书在版编目（CIP）数据

黄帝内经肾藏象理论与临床实践 / 张挺编著. -- 上
海：上海科学技术出版社，2022.8
ISBN 978-7-5478-5715-1

Ⅰ. ①黄… Ⅱ. ①张… Ⅲ. ①肾病(中医)－研究
Ⅳ. ①R256.5

中国版本图书馆CIP数据核字(2022)第111733号

黄帝内经肾藏象理论与临床实践

张　挺　编著

上海世纪出版（集团）有限公司
上海科学技术出版社 出版、发行
（上海市闵行区号景路 159 弄 A 座 9F－10F）
邮政编码 201101　　www.sstp.cn
上海商务联西印刷有限公司印刷
开本 787×1092　1/16　印张 9.75
字数 150 千字
2022 年 8 月第 1 版　2022 年 8 月第 1 次印刷
ISBN 978－7－5478－5715－1/R·2504
定价：68.00 元

本书如有缺页、错装或坏损等严重质量问题，请向印刷厂联系调换

内 容 提 要

　　《黄帝内经》是我国现存最早的一部医学经典,其文字古奥、内容浩瀚,要读懂它并非易事。历史上注释《黄帝内经》之医家不计其数,但大多限于理论阐发。本书按照中医基础理论的框架体系,以五脏之一的"肾"为切入点,从肾的别称、解剖形态、生理特性、生理功能、病因病机、诊法及主要病证入手,对《黄帝内经》中有关肾的条文进行梳理,对相关知识点根据古代医家论述及作者的认识逐一阐释,对相关理论的临床应用进行整理,精心选取了相关的经典医案加以佐证。每个知识点主要包括经文辑录、阐释与发挥、医案举隅。本书立足经典,并与临床应用融会贯通。

　　本书适合中医从业人员、中医药相关专业学生、广大中医爱好者阅读,有助于读者系统把握并构建中医肾藏象知识体系,增进对肾藏象理论及相关病症的认识和理解,明确其临床指导价值,从而对肾藏象理论和临床研究起到辅助作用。

前　言

　　本人长期从事中医药防治肾脏疾病的科研及临床工作,虽然也取得了一些成绩,但临床上时常会有困惑。比如慢性肾功能衰竭在病机上属虚证、实证,抑或虚实错杂,专家们仁智互见、意见不一。再比如,慢性肾炎之蛋白尿产生的中医机制,有学者认为是风邪入肾,有认为是湿热下注,有认为是下焦蓄热,有认为是肾气不固,可谓众说纷纭、莫衷一是。而这些不同的机制直接决定了我们在临床上的选方用药。虽然各种观点在理论上都能自圆其说,但在临床应用时有时有效、有时无效。有鉴于此,近年来本人开始思考和研究肾脏疾病的中医理论,希望寻根溯源,从《黄帝内经》入手,认真梳理、分析中医肾病的相关理论,为临床疗效的提升提供理论支撑。

　　本书按照中医基础理论的框架体系,以五脏之一的"肾"为切入点,分经文辑录、阐释与发挥、医案举隅三部分展开。经文辑录部分,全面梳理了《黄帝内经》中有关肾的文献记载,内容涉及解剖、生理特性、生理功能、系统联系、经络联系、病因病机、四诊、病证等,系统展示了《黄帝内经》肾藏象知识体系。在阐释与发挥部分,本书结合《黄帝内经》的学术观点,将后世学者或医家对肾生理病理、诊断治疗的认识与作者长期从事肾藏象理论与临床研究的体悟相互融通,对《黄帝内经》中肾的知识内容加以分析阐释,以求体现专业性和学术性。医案举隅部分,精选典型医案对相关理论加以佐证,医案选取以古代医案为主,并在每案后加"按语",对医案进行客观分析,指出其理论指导意义、治疗特点及思路,力求对临床提高中医肾病诊疗能力有所助益。

本书在编撰过程中,得到我的硕士研究生范莲、刘化君的大力协助。本书获得上海中医药大学基础医学院专项出版项目资助,在此一并致谢。

张 挺

2022 年 2 月于上海中医药大学

目　录

绪　　论

一、肾的文字学解读

肾,《说文解字》:"水藏也。从肉、臤声。"本义是指身体上主水的器官。《释名》:"肾,引也。肾属水,主引水气,灌注诸脉也。"《白虎通义》:"肾之为言写也,从窍写也。"引者导也,写者泻也。概指肾能导引水气、灌注诸脉。从文字学上看,古人认为肾主要参与体内津液的代谢过程。肾从坚,坚乃坚固、牢靠之义。故肾为先天之本、人体生命的基石。

从汉字构造来看,其为月旁。"月"代表其为肌肉组成,内脏除心以外,均以月为偏旁。"臣"为竖着的眼睛,意寓臣下,引申为沉降、收敛之性。"又"为手,代表天,其气升散、向上。有学者认为,肾气能升能降,可实现气机的平衡协调。

二、肾的别称

(一) 作强之官

【经文辑录】
肾者,作强之官,伎巧出焉。

《素问·灵兰秘典论篇第八》

【阐释与发挥】
《黄帝内经》以降,对"作强""伎巧"的解释主要有三种说法:① 作强,指动作强劲有力;伎巧,指聪明灵巧。如唐容川在《中西汇通医经精义》中指出:"盖髓者,肾精所生……髓作则骨强……精以生神,精足神强,自多伎巧。"这一解释是建立在肾藏精基础上的,作强与技艺、技巧有关。肾精充足,则动作强劲有力、脑力聪明灵巧。② 指男女性功能及生殖而言。如王冰注之曰:"强于作用,故曰作强。造化形容,故云伎巧。在女则当其伎巧,在男则正曰作强。"高世栻论云:"肾藏精,男女构精,鼓气鼓力,故肾者犹之作强之官。造化生人,伎巧由之出焉。"③ 指体力、脑力以及男女性功能及生殖能力。《中医大辞典·基础理论分册》提出:"肾气充盛的人,动作轻劲而精巧灵敏,这是因为肾有藏精主骨生髓的功能,而'脑为髓之海'之故""肾气盛则精神健旺,筋骨强劲,动作敏捷,同时生殖能力也正常,胎孕从而化生。"不难看出,此为综合上述两种说法而成。

学术界一般把"官"解释为官职。《黄帝内经》以君臣相傅等官职来比拟脏腑在人体中的地位和作用。葛洪在《抱朴子》中指出:"故人之一身,一国之象也。"《素问·灵兰秘典论篇》把心喻为"君主之官"。君主乃一国的统治者,其位居最高地位。借君主之象,中医学确立了心在五脏系统中的统治地位。《灵枢·邪客》称心为"五脏六腑之大主也,精神之所舍也"。《素问·灵兰秘典论篇》曰:"主明则下安……主不明则十二官危。"又如把肺比作"相傅之官",其主一身之气,直接参与气血的生成运行、津液的输布代谢,犹如辅佐君王的宰相。此外,还将肝喻作"将军之官",象征其捍卫周身,有护君平乱之功。将军有勇有谋,象征人的谋虑取决于肝。肾喻为作强之官,象征其为主管人的精神、技艺、体力的官职。肾气旺盛则精神健旺、筋骨劲强、动作敏捷。有学者考察历代文献,发现秦汉并无"作强"之官职。秦汉时代有以"作"来命名官职的,如秦汉置有"将作少府""将作大匠"等,掌管宫室、宗庙、路寝、陵园土木营建之官。另有"作册",掌管著作简册之官。指出"作强之官"的取名与上述类似,为"职掌机体壮健之官"。

在先秦古籍中,"官"字还有器官、功能、施用、取法等多种涵义。如《灵枢·五阅五使》:"黄帝曰:愿闻五官。岐伯曰:鼻者,肺之官也。目者,肝之官也。口唇者,脾之官也。舌者,心之官也。耳者,肾之官也。"可见这里的官是指五官。《孟子·告子》曰:"心之官则思。"官指功能。《灵枢·官针》:"凡刺之要,官针最妙。九针之宜,各有所为,长短大小,各有所施也。"官针,就是选用适宜的针具。《灵枢·官能》:"雷公曰:愿闻官能奈何? 黄帝曰:明目者,可使视色。聪耳者,可使听音。"此处的官能即任用其才能、专长。另外,《灵枢·五色》:"雷公曰:官五色奈何? 黄帝曰:青黑为痛,黄赤为热,白为寒,是谓五官。"据

《礼·礼运》孔颖达疏："官，犹法也。"此处的"官五色"就是"运用五色进行望诊"，"官"为动词；而"是谓五官"的"官"则是名词，代表望色的法则。鉴于目前的文献并无"作强之官"的官职，因此我们认为，"官"理解为功能较为合适。

（二）肾为牝脏

【经文辑录】

肾为**牝脏**，其色黑，其时冬，其日壬癸，其音羽，其味咸。

《灵枢·顺气一日分为四时第四十四》

【阐释与发挥】

雄性之鸟兽称牡，雌性之鸟兽称牝。牝、牡乃阴阳之代名词，即雄性为阳，雌性为阴。人体之牡脏指阳脏，如心与肝；牝脏指阴脏，如肺、脾、肾。在解释上，有从季节来解释的，肝主春，心主夏，春夏为阳，故肝、心为牡脏；脾主长夏，肺主秋，肾主冬，长夏秋冬属阴，故脾、肺、肾皆为牝脏。故《灵枢·顺气一日分为四时》："肝为牡脏……心为牡脏……脾为牝脏……肺为牝脏……肾为牝脏。"也有从脏腑的部位及功能来解释的，马莳《黄帝内经灵枢注证发微》："肝为阴中之阳，心为阳中之阳，故皆称曰牡脏。脾为阴中之至阴，肺为阳中之阴，肾为阴中之阴，故皆称曰牝脏。"还有从五脏配五行来解释的，张景岳《类经·针刺类十七》："肝属木，为阴中之少阳，故曰牡脏……心属火，为阳中之太阳，故曰牡脏……脾属土，为阴中之至阴，故曰牝脏……肺属金，为阳中之少阴，故曰牝脏……肾属水，为阴中之太阴，故曰牝脏。"张志聪在《灵枢集注》也指出："肝属木，心属火，故为牡脏；脾属土，肺属金，肾属水，故为牝脏。"五脏配属五行中，因木、火为阳，土、金、水皆为阴，故肝、心为牡脏，脾、肺、肾皆为牝脏。

此外，中医学还有肾为先天之本的说法。明代李中梓在《医宗必读》中指出肾为先天之本、脾为后天之本。我们认为，肾为先天之本反映出明代医家开始探索生命的本源，认为肾为生命的先天基石。

三、肾的解剖

【经文辑录】

生于**肾**，如**以缟裹紫**，此五脏所生之外荣也。

《素问·五脏生成篇第十》

腰者**肾之府**，转摇不能，肾将惫矣。

《素问·脉要精微论篇第十七》

黑色小理者**肾小**，粗理者**肾大**。高耳者**肾高**，耳后陷者**肾下**。耳坚者**肾坚**，耳薄不坚者**肾脆**。耳好前居牙车者**肾端正**，耳偏高者**肾偏倾**也。凡此诸变者，持则安，减则病也。

《灵枢·本脏第四十七》

肾小则脏安难伤；**肾大**则善病腰痛，不可以俯仰，易伤以邪。**肾高**则苦背脊痛，不可以俯仰；**肾下**则腰尻痛，不可以俯仰，为狐疝。**肾坚**则不病腰背痛；**肾脆**则善病消瘅易伤。**肾端正**则和利难伤；**肾偏倾**则苦腰尻痛也。

《灵枢·本脏第四十七》

【阐释与发挥】

从经文可以看出，《黄帝内经》已明确指出腰为肾之府，并指出肾的大小、高下、坚脆、偏倾均可以导致疾病的发生，肾的病变多以腰部症状为主，且与耳、齿等相关。而肾的高下、大小等对应不同的疾病之说在古今医案中较少记载。

《黄帝内经》只是粗略地指出肾位于腰间，隋唐以后才有了进一步的描述，如王冰《黄帝内经素问注·卷六》："眇者，季肋之下，侠脊两旁空软处也。肾外当眇。"元代滑寿《十四经发挥·卷中》："肾有两枚，状如石卵……当胃下两旁入脊膂，附脊之第十四椎，前后与脐平直。"《备急千金要方·肾脏脉论》记载："侠脊左右，与脐相当。"《仁斋直指方论·腰痛》指出："腰者，肾之外候，一身所恃，以转移阖辟者也……肾气一虚，凡冲风、受湿、伤冷、蓄热、血沥、气滞、水积、堕伤，与夫失志作劳，种种腰痛，迭见而层出矣。"

《难经》记载了肾的个数及重量。《难经·四十二难》曰："肾有两枚，重一斤一两。"而对肾颜色的描述在后世的著作中不尽一致，《类证话人书·卷一》："肾脏有二，形如豇豆，相并而曲，附于膂筋，外有脂裹，里白表黑，主藏精。"《十四经发挥·卷中》曰："肾有两枚，状如石卵，色黑紫。"《医贯·形景图说》："外有黄脂包裹，里白外黑。"《三才图会·肾神》曰"如缟映紫"，与《素问·五脏生成篇》描述相近。

中医五脏均具有一定的解剖学基础。脏腑名称的最早出现是古人对肉眼所观察到的实体器官。脏腑在汉字构造上大多为"月"旁，即说明其为肌肉构成的。《说文解字》释:"凡肉之属皆从肉。"可见其最初表意即指体内实质性脏器。根据汉代司农铜权一两为15.625克、一斤为八两来换算,《难经》描述的一斤一两为265.625克,现代双肾解剖重量为160~300克,二者十分接近。至于肾脏的颜色为黑,可能受到了五行学说的影响。

因受到儒家"身体发肤受之父母"等封建礼教的束缚,再加上中国古人重道轻器价值观的影响,中医并没有沿着解剖的道路走下去,而是走向了以功能认识为核心的五脏系统观。因腰为肾之府,故在中医临床上,除了急性腰扭伤以外,许多慢性腰酸、腰痛都与肾有关,治疗大多从肾论治。

【医案举隅】

肾虚腰痛案　戊戌年八月,淮南大水,城下浸灌者连月,予忽脏腑不调,腹中如水吼数日,调治得愈。自此腰痛不可屈折,虽颊面亦相妨,服遍药不效,如是凡三月。予后思之,此必水气阴盛,肾经感此而得,乃灸肾俞三七壮,服此药瘥。麋茸(一两,酥炙黄,燎去毛,无即以鹿茸代)、舶上茴香(半两,炒香)、菟丝子(酒浸,曝干,用纸条子同碾,取末,一两)。上为末,以羊肾二对,用酒浸煮烂去膜,研如泥,和丸如梧子大,阴干,如羊肾少,入酒糊佐之。每服三五十丸,温酒盐汤下。

(《普济本事方·卷第二·肺肾经病》)

按:腰为肾之府,寒湿侵入肾经,可见腰痛不可屈折。故以麋茸补肾填精,菟丝子补肾益气,羊肾以形补形,茴香温膀胱、肾间冷气。四药合用温肾壮阳,散寒止痛。盐能入肾、酒能通络,于阳虚腰痛有益,值得效法。

第一章
肾的生理特性

第一节　肾　性　封　藏

【经文辑录】

肾者，主蛰，**封藏**之本，精之处也。

《素问·六节藏象论篇第九》

【阐释与发挥】

《说文解字》注："蛰，藏也。藏者，善也，善必自隐……凡虫之伏为蛰。"《经籍纂诂》云："蛰，潜藏也；龙蛇之蛰，兽熊罴之属冬藏者也。"《易传·系辞下》："龙蛇之蛰，以存身也。""蛰"是指自然界昆虫、动物等冬眠的现象。在天寒地冻之严冬，很多昆虫、兽类为了越冬而深居洞穴，不食不动，至惊蛰时节阳气升动时才开始复苏活动。可见，蛰藏是自然界虫兽类物种繁衍生存、赖以活命的动物本能。王冰注释此句为："地户封闭，蛰主深藏，肾又主水，受五脏六腑之精而藏之，故曰肾者主蛰，封藏之本，精之处也。"《黄帝内经素问集注》云："冬令之时阳气封闭，蛰虫深藏，肾主冬藏，故为蛰封藏之本。"《类经》曰："肾者，胃之关也，位居亥子，开窍二阴而司约束，故为主蛰、封藏之本。肾主水，受五脏六腑之精而藏之，故曰精之处也。"肾为封藏之本，其理论当根源于天人相应思想的影响，春生、夏长、秋收、冬藏乃自然界之根本规律，肾气通于冬，故其性主闭藏。故《格致余论》曰："主闭藏者肾也。"

肾为封藏之本是对肾脏生理功能的高度概括。肾性潜藏的特点决定了人体一切与潜藏相关的生理功能均与肾有关。精藏于肾、气纳于肾、女子月经的按期来潮、胎儿的孕育、二便的正常排泄等,均是肾封藏功能的体现。因此,肾可藏精、藏血、纳气,还可固水津、摄二便、固胞胎。肾之精气满盈,则可发挥相应的生理效应,从而维持生命活动的正常进行。若肾精亏虚、封藏失司,临床可表现为精关不固的滑精、早泄,肾不纳气的咳嗽、气喘,二便失固的遗尿、溏泄,冲任失约的崩漏、滑胎等。

【医案举隅】

肾虚不能藏精案　丹溪壮年有梦遗证,用封髓丹、河间秘真丸,惟有小效,遗终不除。改用远志、菖蒲、桑螵蛸、益智仁、韭子、枣仁、牡蛎、龙骨、锁阳等为丸,服之寻愈。

(《古今医案按·遗精》)

按:《景岳全书·遗精篇》曰:"梦遗滑精,总皆失精之病,虽其症不同,而所致之本则一。"俞震于《古今医案按》中指出:"向来医书咸云有梦而遗者责之心火,无梦而遗者责之肾虚,二语诚为括要。以予验之,有梦无梦皆虚也,不虚则肾坚精固,交媾犹能久战,岂有一梦即遗之理。"由此可见,肾虚不藏是梦遗、滑精等症的病机根本。

肾虚不能固胎案　腰为肾府,胎脉亦系于肾,肾阴不足,冲任亦亏,妊娠四月,忽然腹痛坠胀,腰酸流红,脉细小而弦。胎气不固,营失维护,虑其胎堕。急拟胶艾四物汤养血保胎。阿胶珠二钱,生白术一钱五分,浓杜仲二钱,大白芍一钱五分,广艾炭八分,炒条芩一钱五分,川断肉二钱,苎麻根二钱,白归身二钱,生地炭四钱,桑寄生二钱。

(《丁甘仁医案·卷七·胎前案》)

按:《女科经纶·引女科集略》曰:"女之肾脉系于胎,是母之真气,子之所赖也。若肾气亏损,便不能固摄胎元。"本案为肾气亏虚,不能固摄胎元,治以胶艾四物汤补肾养血,固摄安胎,杜仲、川断、桑寄生补肝肾,强腰脊,兼以安胎。

肾虚遗尿案　一妇,夜间遗尿已十余年矣,后复患脾泄,日三四行,左半身麻木,四肢无力。余谓此肝脾亏损之症,以菟丝子煎加杜仲,三剂而瘳。菟丝子三钱(酒炒),补骨脂二钱(酒炒),小茴香六分(炒研),桑螵蛸钱半(炙黄),覆盆子钱半(酒炒),生益智仁一钱(研),当归钱半(酒炒),杜仲三钱。

(《清代秘本医书四种·松心医案笔记》)

按：本案为肾虚不能固摄而见遗尿之症，方中菟丝子、补骨脂温补脾肾，以固先天之本；小茴香、桑螵蛸、覆盆子、益智仁温肾益气，固肾缩尿；当归、杜仲补益肝肾。诸药相合，共奏补肾益气，收敛止遗的功效。

第二节　肾 恶 燥

【经文辑录】

肾苦燥，急食辛以润之。

《素问·脏气法时论篇第二十二》

五脏所恶……**肾恶燥**。

《素问·宣明五气篇第二十三》

【阐释与发挥】

肾恶燥是《黄帝内经》五脏苦欲补泻理论之一。五脏所恶即心恶热、肺恶寒、肝恶风、脾恶湿、肾恶燥。从规律来看其中有三脏恶本气之胜，如心恶热、肝恶风、脾恶湿。这一规律的理论根源于同气相求理论。《易经·乾》："同声相应，同气相求。水流湿，火就燥。云从龙，风从虎。圣人作而万物睹。本乎天者亲上，本乎地者亲下，则各从其类也。"孔颖达疏："此二者以形象相感。水流于地，先就湿处；火焚其薪，先就燥处。"而肾恶燥、肺恶寒却有不同的解释。清代张志聪认为："此亦阴阳变换之道，而肺肾子母之气，互为本末也。"隋杨上善谓："今此肺恶寒，肾恶燥者，燥在于秋，寒之始也。寒在于冬，燥之终也。肺在于秋，以肺严寒之甚，故言其终。肾在于冬，以肾恶燥不甚，故言其始也。"但张志聪的阴阳变换、杨上善的终始之说，令人费解。日人喜多村直宽的解释独具匠心，其在《素问札记》指出："寒燥二字疑互错，杨注恐凿。"

燥，即六淫中的燥气，《素问·阴阳应象大论篇》曰"燥胜则干"。刘完素《素问玄机原病式》说："诸涩枯涸，干劲皴揭，皆属于燥。"因此，燥证表现可为口干、鼻干、咽干、皮肤干、大便干等。后世医家对肾所恶之"燥"进行了引申，如清代尤在泾说："所得所恶所不喜，该居处服食而言。"把"燥"从气候扩大到居处、饮食等。清代陈念祖所论还包括了情志、季节、时辰等。可见，肾恶燥包括了六淫邪气、饮食、情志、药饵、季节、时辰、居处等的所有"燥"气。一般认为，燥证的病机可分为两种：一是津液亏虚，无以润之；二是津液不通，无以润之。

　　肾恶燥理论对中医临床用药具有十分重要的指导意义。在肾阴不足证中，因燥性伤精助火，故尤为禁用。肾阳不足时，中医也常采用少火以生气，忌过于温补。如金匮肾气丸的配伍中，即以补阴之品为基础，稍加肉桂、附片以温补肾阳。

　　对燥证的治疗常采用辛润法，是用辛味药物治疗因津液运行不畅而出现燥证的一种方法，故有"辛以润之"之说。明代张景岳指出："少阴肾，癸水也，太阳膀胱壬水也，表里同治，壬为阳水，癸为阴水，北方之干也。肾为水脏，藏精者也，阴病者苦燥，故宜食辛以润之，盖辛以金化，水之母也，其能开腠理，致津液者，以辛能通气也，水中有真气，惟辛能之，气至水亦至，故可以润肾之燥。"张琦注曰："肾主水而苦燥者，肺郁不降，水乏化源，肝郁不升，湿气留于下焦故燥也。辛味开腠理以泄肺郁，又能升散木气，故津液致而气通。"《兰室秘藏·大便结燥》："肾主大便，大便难者，取足少阴。"

　　清代俞震《古今医案按·消渴》按语中记载："刘完素以生姜自然汁一盆置室中，具杓于傍，给病患入室锁之，渴甚，不得已而饮，饮渐尽，渴反减。是皆《内经》辛以润之之旨。"本案治疗之亮点即为使用姜汁。姜汁乃辛润之品，在方中的作用主要是通津液以达到润燥的目的。因此，用辛味药治疗肾燥证主要是通过辛味药开腠理，使气液宣通从而使燥证得以濡润。《儒门事亲》对辛味药的这种作用有精辟的总结："《黄帝内经》所云以辛润之，盖辛能走气，能化液故也。"古代医家不仅将辛润之品用于肾阴亏虚，而且对肝阴虚者亦常用之，并可以治疗肝阴血不足之证。主要是通过辛味药宣通腠理，散津输液作用使各种燥证得以润濡。故古代医家在治疗肝阴血亏虚时，多在大队滋阴养血药物中加用少量辛味之品。如孙思邈《备急千金要方》两张补肝汤中，均在滋养阴血的基础上用了细辛等味，其他如滑伯仁补肝汤（山茱萸、当归、五味子、山药、川芎、木瓜、熟地黄、白术、酸枣仁、羌活）之用羌活、川芎；《成方切用》之补肝丸（熟地黄、当归、白术、川芎、羌活、防风）之用羌活、防风；《柳州医话》一贯煎（熟地黄、沙参、麦冬、当归、枸杞子、川楝子）之用川楝子等，均充分体现了这种治疗法则，都是燥证用辛的典范。

【医案举隅】

　　辛润温肾案　张景岳治疗朱翰林太夫人，年近七旬，于五月时，偶因一跌，即致寒热。群医为之滋阴清火,用生地、芍药、丹皮、黄芩、知母之属,其势日甚。及余诊之,见其六脉无力,虽头面、上身有热,而口则不渴,且足冷至股。余曰:此阴虚受邪,非跌之为病,实阴证也。遂以理阴煎加人参、柴胡,二剂而热退,日进粥食二三碗;而大便已半月不通,腹且渐胀,咸以为虑,群议燥结为火,复欲用清凉等剂。余坚执不从,谓其如此之脉,如此之年,如此之足冷,若再一清火,其原必败,不可为矣。《经》曰:肾恶燥,急食辛以润之,正此谓也。乃以前药更加姜、附,倍用人参、当归,数剂而便即通,胀即退,日渐撤消矣。病起之后,众始服其定见。

(《景岳全书·杂症谟》)

按:本案头面、上身有热,且有腹胀、大便不通之症,极易辨证为阴虚火旺。然有六脉无力、足冷至股乃肾阳衰惫的表现,故景岳力排众议,认为肾阳虚衰,阳不化津所致,故从阳虚论治而收效。本案也是肾阳虚衰可用辛润药的经典例证。

第三节　肾的阴阳属性

【经文辑录】

夫言人之阴阳,则外为阳,内为阴。言人身之阴阳,则背为阳,腹为阴。言人身之脏腑中阴阳,则脏者为阴,腑者为阳。肝、心、脾、肺、肾五脏皆为阴,胆、胃、大肠、小肠、膀胱、三焦六腑皆为阳。所以欲知阴中之阴,阳中之阳者何也?为冬病在阴,夏病在阳,春病在阴,秋病在阳,皆视其所在,为施针石也。故背为阳,阳中之阳,心也;背为阳,阳中之阴,肺也。腹为阴,**阴中之阴,肾也**;腹为阴,阴中之阳,肝也;腹为阴,阴中之至阴,脾也。

《素问·金匮真言论篇第四》

太阴之后,名曰少阴,少阴根起于涌泉,名曰**阴中之少阴**。少阴之前,名曰厥阴,厥阴根起于大敦,名曰阴之绝阴。

《素问·阴阳离合论篇第六》

肾者至阴也,至阴者盛水也……肾者牝脏也,地气上者属于肾,而生水液也,故曰至阴。

《素问·水热穴论篇第六十一》

十二原者,五脏之所以禀三百六十五节气味也……**阴中之太阴**,肾也。其原出于太溪,太溪二。

《灵枢·九针十二原第一》

余闻天为阳,地为阴,日为阳,月为阴,其合之于人奈何？岐伯曰：腰以上为天,腰以下为地,故天为阳,地为阴……腰以上者为阳,腰以下者为阴。其于五脏也,心为阳中之太阳,肺为阳中之少阴,肝为阴中之少阳,脾为阴中之至阴,**肾为阴中之太阴**。

《灵枢·阴阳系日月第四十一》

【阐释与发挥】

阴阳学说属于古代哲学的范畴,它把宇宙万事万物区分为阴阳两大类别,从对立统一角度来认识事物间相互关系,把握事物运动变化趋势,为两分法认识世界提供了哲学依据。作为传统文化土壤中孕育发展起来的中医学,在理论构建之初,引入了阴阳学说,由此构建了中医学独特的理论体系。在《黄帝内经》中明确以阴阳为篇名的有三,《阴阳应象大论》《阴阳别论》《阴阳离合论》。对阴阳的相关论述还散见于《素问》《灵枢》各篇之中。中医学用阴阳来解释生命现象,指导疾病治疗。因医学与老百姓生活息息相关,因此以医学为载体的阴阳学说得以流传至今。

从上述经文可以看出,《黄帝内经》把肾称为至阴、阴中之阴、阴中之太阴、阴中之少阴四种。因肾为牝脏,凡是由下而上蒸腾的地方都属于肾,因肾气化而生成水液,故属阴。《黄帝内经词典》解释"至阴"为最阴。《冯氏锦囊秘录·内经卷首上》："肺之肾,亦生阳之属,因肺肾为牝脏,以阴传阴,故名重阴。"《类经·卷二十一》："牝,阴也。地气上者,阴气升也。以阴从阴而生液,故曰至阴。"

肾为阴中之阴,源于对人体不同部位的比较而得出。背为阳、腹为阴。肾与肝相比,肝在五行属木,主动主升,为阳;肾在五行属水,主静主藏,为阴。故《黄帝内经太素·卷第三》曰："肾肝居膈以下,又近下极,所以为阴也。肾以属水,水为太阴,故为阴中之阴也。"

从《阴阳系日月》《九针十二原》可以看出,肾为阴中之太阴与心为阳中之太阳是相对而言的。章虚谷指出："心火旺于南,故为阳中之太阳;肾水旺于北,故为阴中之太阴。"南方天暑地热,北方天寒地冻,心肾水火相对而论。

011

《黄帝内经》原文虽未见肾为少阴的明确记载,但从《素问·阴阳离合论篇》少阴起于涌泉来看,内经时代应该已经把肾视作少阴。《类经·卷三》指出:"新校正言全元起本及《甲乙经》《太素》俱以肺作阳中之少阴,肾作阴中之太阴。盖谓肺在十二经虽属太阴,然阴在阳中,当为少阴也;肾在十二经虽属少阴,然阴在阴中,当为太阴也。此说虽亦理也,然考之《刺禁论》云:膈肓之上,中有父母。乃指心火肺金为父母也。父曰太阳,母曰太阴,自无不可;肾虽属水而阳生于子,即曰少阴,于义亦当。此当仍以本经为正。"

沈金鳌指出:"少阴者,阳气初转,阴气乍生之谓。故肾为阳初转阴,乍生之少阴。"肾为水脏,在八卦当为坎卦,一阳居于二阴之中,故为少阴。

第四节　肾的五行推衍

一、肾为水脏

【经文辑录】

北方生寒,寒生水,水生咸,咸生肾,肾生骨髓,髓生肝,肾主耳。其在天为寒,在地为水,在体为骨,在脏为肾。

《素问·阴阳应象大论篇第五》

水者,循津液而流也。肾者水脏,主津液……

《素问·逆调论篇第三十四》

肾者,水脏也,今水不胜火,则骨枯而髓虚,故足不任身,发为骨痿。

《素问·痿论篇第四十四》

北方生寒,寒生水,水生咸,咸生肾,肾生骨髓,髓生肝。其在天为寒,在地为水,在体为骨,在气为坚,在脏为肾。

《素问·五运行大论篇第六十七》

【阐释与发挥】

五行学说是中国古人认知事物、认识人体,以及探究世界、研究多元事物联系的一种世界观和方法论。梁启超指出,五行思想形成以后,"建以万斛狂澜之势,横领思想界之全部",五行学说影响到中医学,构建了独特的五行藏象体系。通过五行归属,将自然界的各种事物和现象以及人体的各个脏腑组织器官和生理病理征象,做了广泛的联系,并分别归属于五行中,如此则构建了人体内外环境相联系的五行系统,确立了人体自身的整体性及人与自然环境相统一的整体观念。

中国古人很早就指出水是万物的本源,亦即水生万物。《管子·水地》:"人,水也。男女精气合而水流形……水者何也?万物之本原也,诸生之宗室也。"后世医家继承了这种观点,如程云来《医暇卮言》:"水者,五行之始也,万物之宗。"石寿棠《医原》也指出:"水为万物之原。""万物之生,其初即水。"

基于"人与天地相参"的理念,古人指出人身亦有水。如《褚氏遗书》指出:"天地定位,而水位乎中……人肖天地,亦有水焉。"石寿棠《医原》也指出:"水位乎中,人之形质,皆为水类,内外百体,皆赖水养。"而《黄帝内经》的经文把肾与水联系在一起,采用的是普遍联系的思维方式,也有学者称之为"原始互渗律"。北方—寒—水—咸—肾—骨等看似毫不相干的事物,通过五行联系成为一个整体。因为肾为水脏,水又为万物的本源,所以古人可能认为"人始生,先生肾",这也可以看作是"肾为先天之本"的又一佐证。雨水同类,故《素问·阴阳应象大论篇》指出:"雨气通于肾。"《类经·卷二》指出:"雨为水气,肾为水脏,故相通。"

【医案举隅】

肾为水脏案　邑内蔡隅首街,有张某者,年五十二岁。患水肿证,腹肿如盆,腿肿似腰,饮食难进,危迫已极,昼夜不能卧眠,将近三月。芫花、甘遂、大戟、商陆、大黄、葶苈、二丑等药,服过十余帖,愈服愈胀。请余诊视,脾、肺、肾三部脉皆濡细无力,幸而有神,尚可缓图,倘不多多服药,难保痊愈。患者闻多服药,面有难色,合家劝勉,患者应允。余用金匮肾气汤少为加减,服五帖不见功效,患者有性急不愿服药意。余云:再服五帖不效,另请高明。伊果服五帖,饮食渐进,肿胀渐消。三十帖后,能出外行走,由此日轻一日,共服三十八帖,诸症痊愈。又诊其脉,仍嫌无力,余命再服金匮肾气丸二斤,以固根本,而免后患。

（《湖岳村叟医案·水臌门》）

按:水臌之为病,莫不由脾、肺、肾三经之亏。然肾为水脏,肾虚者,邪水横逆泛滥,平地已成泽国。故用金匮肾气汤温肾助阳,化气行水,从而达到"益火之源，以消阴翳"之境。

二、北方入通于肾

【经文辑录】

北方黑色，入通于肾……其应四时，上为辰星。

《素问·金匮真言论篇第四》

北方生寒，寒生水，水生咸，咸生肾，肾生骨髓，髓生肝，肾主耳。其在天为寒，在地为水，在体为骨，**在脏为肾**。

《素问·阴阳应象大论篇第五》

北方者，天地所闭藏之域也，其地高陵居，风寒冰冽。

《素问·异法方宜论篇第十二》

北方生寒，寒生水，水生咸，咸生肾，肾生骨髓，髓生肝。其在天为寒，在地为水，在体为骨，在气为坚，**在脏为肾**。

《素问·五运行大论篇第六十七》

【阐释与发挥】

《史记·天官书》曰："北方，水，太阴之精，主冬，曰壬癸。"《诗·小雅·巷伯》毛传曰："北方，寒凉而不毛。"北方类于水，主冬而合于肾，故肾在五方对应为北。肾在方位上应于北方，可能是以古人面南背北来取象比类而来的。王冰指出："在人身中，则心脏在南，故谓前曰广明；冲脉在北，故谓后曰太冲。然太冲者，肾脉与冲脉合而盛大。"此外，根据生活实践，中原之地冷空气皆从北方而来，故经文有北方生寒，寒生水，从而北方属肾之说。

三、肾气通于冬，其日壬癸

【经文辑录】

北风生于冬，病在肾。

《素问·金匮真言论篇第四》

肾者……通于冬气。

《素问·六节藏象论篇第九》

十一月十二月，冰复，地气合，人气在肾。

《素问·诊要经终论篇第十三》

肾主冬。

《素问·脏气法时论篇第二十二》

五脏各以治时感于寒而受病……**乘冬则肾**先受之。

《素问·咳论篇第三十八》

肾为牝脏，其色黑，**其时冬，其日壬癸**，其音羽，其味咸。

《灵枢·顺气一日分为四时第四十四》

春生，夏长，秋收，冬藏，是气之常也，人亦应之。以一日分为四时，朝则为春，日中为夏，日入为秋，**夜半为冬**。

《灵枢·顺气一日分为四时第四十四》

【阐释与发挥】

《说文解字》曰："冬，四时尽也。"《礼·月令》："闭塞而成冬。"《乐记》曰："冬，藏也。"《前汉·律历志》："冬，终也。"《白虎通》曰"冰霜，冬之候也"，其属夂部。故冬者，四时之终也，天地之寒也，万物之藏也，春发之备也，类于水而合于肾。

冬季万物潜踪，阳气伏藏，符合肾闭藏之性，故《素问·脏气法时论篇》谓"肾主冬"。冬季肾气化活动应增强，若当旺而不旺，易为时邪所伤。《素问·金匮真言论篇》谓"北风生于冬，病在肾"，《素问·咳论篇》"五脏各以治时感于寒而受病……乘冬则肾先受邪"，即揭示冬季发作病证与肾具有内在的联系。根据"肾主冬"，冬季发作病证，特别是冬季"时复病"常从肾认识病机。如《血证论》指出"血家逢冬月复发者，乃肾阴亏损，火迫血动"，主张治以玉女煎，再以大补阴丸或六味丸收功。冬季主藏，应藏精，叶天士指出若肾虚不纳气为病因的痰饮证，遇冬季则病甚，为"五液变痰上泛，冬藏失职……常用八味丸，收纳阴中之阳。临时撒饮，用仲景桂苓味甘汤"。冬气应收敛，藏精而不泄，叶氏以牛膝、五味子收敛肾气，并六味地黄丸补肾敛气养阴，并以桂苓味甘汤降气逆，并化痰平喘。

天干地支，简称为干支，源自中国远古时代对天象的观测。天干有十，分别是甲、乙、丙、丁、戊、己、庚、辛、壬、癸。地支有十二，为子、丑、寅、卯、辰、巳、午、未、申、酉、戌、亥。壬癸为肾水的王日。壬为阳水，配属膀胱。癸为阴水，配属于肾。《医宗金鉴·删补名医方论》指出："静者属癸，阴水也，静而不走，为肾之体；溺者属壬，阳水也，动而不居，为肾之用。"王叔和在《脉经·卷第

015

三·肾膀胱部第五》中指出："其王日壬癸，王时人定、夜半。"许叔微也指出："子时肾水王极之时。"《万病回春·卷之五·须发》指出："每年冬十月壬癸日，面东采摘红肥大枸杞十二升捣破，同好无灰细酒二斤，同盛于瓷瓶内，浸二十一日足开封，添生地黄汁三升搅匀，却以纸三层封其口。俱至立春前三十日开瓶，空心热饮一杯。至立春后，髭须都黑。"《医学入门·卷首·运气》："壬癸，北方水也。壬乃阳气生之，在壬而为胎，与子同意；癸乃万物闭藏，怀孕于其下，揆然萌芽，天之道也。"

"夜半"系夜间亥子丑时，是一天中阴气最盛、阳气内伏时间。经文把一天分为四时，则夜半对应冬。因冬与肾气相通，故中医有"夜半属肾"之说，夜半亥、子、丑时发作病证常归于肾。《证治准绳·幼科》载薛立斋论小儿发热，将夜半亥子丑时发热归属肾经之火。《续名医类案·虚损》载黄履素幼时"下元虚，不能多言，稍不戒，所得病不可名状，丹田若无物，甚则夜半阴极之时，阳气欲脱，手足厥冷，汗大泄，一交子丑，气分乃渐复，此系肾阳衰弱之候。常服温肾滋阴之品，乃得渐愈"。《临证指南医案·虚劳》亦载"金七十，寐则心悸，步履如临险阻，子后冲气上逆"，叶氏认为"此皆高年下焦空虚，肾气不纳所致"。

此外，中医还有肾应于酉时之说。酉时指下午5～7时。根据子午流注理论，酉时是气血流经肾经时间。《顾松园医镜·脉法删繁卷三》："酉时气血注于肾。"清代赵廷海《救伤秘旨·总论》云："寅时气血注于肺，卯时大肠辰时胃，巳脾午心未小肠，膀胱申注酉肾注，戌时包络亥三焦，子胆丑肝各定位。"此时肾经气血旺盛，本脏功能偏旺。根据子午流注说，酉时发作病证可定位于肾。

【医案举隅】

申酉发热案　易思兰治一春元下第归，得寒热病，每日申酉二时，初微寒，继作大热，而烦躁甚如狂，过此二时，平复无恙，惟小便赤黄而涩。往时一有心事，夜即梦遗，每日空心用盐饮烧酒数杯。医者以为病疟，用清脾饮、柴苓汤，并截药俱不效。六脉惟左尺浮，中沉取之皆洪数有力，余部皆平，曰：此潮热病也。以加减补中益气治之，日进一服，三日病渐退。复用六味地黄丸兼前药，调理一月而安。或问寒热而不以疟治，何也？曰：此非疟，乃潮热也。潮者，如水之潮，根据期而至。

（《续名医类案·寒热》）

按：该病案后的按语十分精辟，可资借鉴。"《八法流注》云：申酉二时属膀胱与肾,此病专属二经,水衰火旺,当申酉时火动于中,故发热而躁,躁属肾。若疟疾肝部必弦,今不然,惟左尺独现火象。此因平日斫丧太过,肾水亏损,阴火旺炽,加之盐饮烧酒,引入肾经,故小便赤黄而涩也。又曰:此非阴虚火动乎?曰:阴虚之热,自午至亥,发热不间。今惟申酉时热,热止便凉,与阴虚不同。又曰:或亦尝用补中益气而不效,何也?曰:加减之法,或未同耳。予之去升、柴,加丹皮、泽泻、黄柏者,丹皮泻膀胱,泽泻泻肾火,黄柏为君,以生肾水,水旺则火衰,而寒热退矣。用六味丸者,亦取有丹皮、泽泻耳。如不知此,仍用升、柴,乃以肝、脾之药治肾,所以不效也。"

申酉心悸案　田某,女,48 岁。患者每日午后 5～5 时半呈阵发性心悸,发作后一如常人,已 10 余日,日日如此,时间不差。患者素有五更泄泻史,现伴见四肢酸困,食少。心电图示室性并行性心动过速,伴不规则的外出传导阻滞。血压 100/70 mmHg。察其面色少华,形体消瘦,脉沉迟弱,舌淡紫,苔薄。病发酉时属肾所值,加之脉沉尺弱,素有五更泄泻史,认定肾虚。首乌 30 克,枸杞 15 克,杜仲 15 克,菟丝子 20 克,狗脊 30 克,赤石脂 10 克,桑螵蛸 10 克,白果 10 克,草豆蔻 10 克,藿香 10 克,合欢花 30 克,远志 10 克,柴胡 10 克,香附 13 克,乌药 10 克,郁金 10 克,龙、牡各 60 克,炙甘草 12 克,苦参 10 克,琥珀 6 克。连服 4 剂,未见复发。

（赵满华,《时间医学验案选例》,辽宁中医杂志,1983）

按:心悸一症,论治重点在于心脾。本例心悸发于酉时,其他时间一如常人。兼症又见疲困,食少、面色少华而消瘦。按酉时属肾,认定病位在肾。故投以《冰玉堂验方》首乌枸杞汤以滋补肾精。更因肝肾同源,心肾相交,故又选加疏肝安神之品而悸止病痊。

四、肾其色黑

【经文辑录】

少阴终者,面黑齿长而垢,腹胀闭,上下不通而终矣。

《素问·诊要经终论篇第十六》

肾足少阴之脉……是动则病饥不欲食,面如漆柴。

《灵枢·经脉第十》

肾病者,颧与颜黑。

《灵枢·五阅五使第三十七》

以五色命脏……黑为肾。

《灵枢·五色第四十九》

【阐释与发挥】

有关黑色的描述,《说文解字》指出:"黑,火所熏之色也"。《释名》曰:"黑,晦也,如晦冥时色也。"因夜色为黑,故黑通于夜。一日之中昼温热而夜寒凉,四时之中夏热而冬寒,五方之中南热而北寒,阴阳之中阳热而阴寒,五行之中火热而水寒。故此法象于天地可知黑为夜之色,四时为冬,五方为北,属阴,其类水。故有"北方黑色,入通于肾",肾五色为黑。虞天民在《医学正传》指出:"苍黑人肾气有余。"赵养葵在《医贯》中指出:"其人瘦而色黑,筋健骨壮,此精气俱有余……乃高寿之兆也。"生理的面色黑应该是"黑如乌羽"或如"以缟裹紫"。

有关黑色病变中医归因于肾。《金匮要略·黄疸病脉证并治》关于女劳疸、黑疸的论述有:"额上黑……名曰女劳疸""身尽黄,额上黑……因作黑疸""酒疸下之,久久为黑疸,目青面黑。"女劳疸多责之于房劳或久病伤肾,肾虚有热,兼夹瘀浊,肾色黑,君相火热熏蒸,虚阳外越,上至于额而发黑色。关于女劳疸之色黑的论述,张甦颖认为是相火炎于肾水,上合心君,透发于额,故见"额上黑",并将其解释为西医的慢性肝病继发肾上腺皮质功能减退。

首次明确将颧部黑色的疾病责之于肾的当为《千金翼方》:"黑色见颧上者,肾有病。"北宋时《圣济总录》首次明确提出了"肾藏虚冷""肾劳虚寒"或"肾脏虚损,阳气痿弱"等肾阳虚可以导致面色黧黑的观点。又有"女人子脏久冷,头鬓疏薄,面生䵟黯"的记载,子脏属肾,也支持肾阳虚可导致黄褐斑。《诊家正眼》肯定并发展了《千金翼方》中肾病颧黑的观点,论述到"颧与颜黄黑者,肾病"。明代末年《外科正宗》首次提出了肾阴虚的观点,书中论述了"黧黑斑"的病因,"水亏不能制火,血弱不能华肉,以致火燥结成斑黑",提出了肾阴虚水亏火燥的新思路。

后世论治黑色病变常从肾入手。《圣济总录》记载了许多补肾阳治疗面色黧黑的方剂,如葫芦巴丸"治肾藏虚冷……面色黧黑",菟丝子丸"治肾脏虚损,阳气痿弱……面色黧黑",八味丸方"治肾脏虚损,阳气痿弱……面色黧黑"。《三因极一病证方论》用安肾丸"治肾虚腰痛,阳事不举……面色黧黑,耳叶焦枯"。《医碥》将面部黧黑斑责之"水虚",主张治以六味丸:"面上黧黑斑,水虚也,女人最多,六味丸。"

【医案举隅】

面色黧黑案　郎妇,38 岁,自述 10 年前产后无诱因,两颧颊、前额出现黑变、黑斑,黑斑逐年加深扩大,边界不清,似尘垢煤烟,伴失眠或夜寐不安,常有头晕、目眩、耳鸣、健忘、心悸、心烦、头面偶有烘热、神倦、腰膝酸软、性欲减退、小便清频、带多清稀等证,诊见舌淡苔薄白,切脉虚弦,曾经多方求治,西医有诊为瑞尔氏黑变病,有诊为阿狄森氏病,证属中医黧黑斑,乃肝肾不足,虚中兼郁,阳气不伸,阴气弥漫,肾色外露所致。治以滋肾水,补脾气,解郁结,平阴阳,投自制解郁肾气散(制香附、红参、三七、鹿角霜、肉桂、熟地、山萸肉、怀山药、丹皮、泽泻、茯苓组成。11 味药碾细末后,每次服 8～10 克,日 3 次,饭前服,分别用蜜水或红糖水调成干饭状嚼服)。服散剂月余,诸证渐见好转,黑斑始见减退,嘱守服解郁肾气散,6 个月后黑斑全部消退无痕,追访 3 年无复发。

(《朱良春经验精华全集》)

按:本案为肾阳虚所致的面部黧黑斑,面黑为肾色外露所致,该患尚有腰膝酸软、性欲减退、头晕耳鸣等肾虚见症,故以六味地黄汤滋补肾水,另加红参、鹿角霜、肉桂等温阳益气,香附疏肝解郁,三七活血消斑。制方为散,一可节约药材,二来便于坚持服用,值得效法。

五、肾其味咸

【经文辑录】

北方黑色,入通于肾……其味**咸**。

《素问·金匮真言论篇第四》

水生**咸**,**咸**生肾。

《素问·阴阳应象大论篇第五》

肾欲**咸**,此五味之合五脏之气也。

《素问·五脏生成篇第十》

五味所入……**咸**入肾。

《素问·宣明五气篇第二十三》

【阐释与发挥】

《尚书·洪范》曰:"水曰润下,火曰炎上,木曰曲直,金曰从革,土爰稼穑。润下作咸,炎上作苦,曲直作酸,从革作辛,稼穑作甘。"论述了五味在五行中的配属,把咸味归属于水。《尚书正义》注曰:"水性本甘,久浸其地,变而为卤,卤味乃咸。"可见,润下作咸是为水卤所生。《说文解字》云:"卤:从西省,象盐形。东方谓之廥,西方谓之卤。"《禹贡》云:"厥土白坟,海滨广斥。"大海浸渍其旁之地,使之味咸。《礼记·月令·冬》云"其味咸,其臭朽,水之臭味也。"可见,由于水润下之性长期浸润土地而使水带有了咸味。又因在五脏配属五行中,肾属水,故肾其味为咸。也有人认为水与咸的关系体现在自然界,水流入海而海水咸;体现在人身,水归于肾而小便咸。

在临床上,咸常被作为入肾的引经药。故皇甫谧在《针灸甲乙经》指出:"咸者入肾用之。"王孟英在《归砚录》指出:"咸能补肾,故有坚筋骨,令人壮健之功。"咸为肾之主味,《张氏医通》所言"口咸,肾液上乘也",指出肾虚则津液输布失常,肾液上泛而致口咸。病理状态下诸种味咸,如口咸、舌咸、咸痰、咸乳等,多从肾辨识病机。以咸痰为例,咸痰为痰中有咸味或咽喉有咸味。《杂病源流犀烛》等将其作为"肾咳"表现,"肾咳之状,腰背相引痛,舌本干,咽作咸,甚则咳涎""肾经之咳,或呛或咳,痰味咸而有黑花"。其病机多从肾虚水泛或阴虚炼液为痰来认识。古代医案中据味咸将病位定于肾者不乏其例。《续名医类案》载薛立斋治一男子,"口臭,牙龈赤烂,腰膝痿软,时或口咸",他医用黄柏等益甚,薛氏认为"此肾经虚热",用六味丸治之乃愈。王庆国治疗口咸常从补肾入手,临床喜用当归、熟地黄二药。《药性论》载当归"补诸不足"。《珍珠囊》称熟地黄:"大补血虚不足,通血脉,益气力。"二药相配则补血填精之力犹强。故傅青主指出:"不特补血,而纯于填精。"肾精得补,则其水液代谢作用得复,上溢之肾液得降,口咸自解。若肾阳不足明显,常加巴戟天、淫羊藿。王孟英《回春录》也有类似治验,曰:"张与之令堂,久患痰嗽碍卧,素不投补药。孟英偶持其脉,曰:非补不可。与大剂熟地药,一饮而睡。与之曰:吾母有十七载不能服熟地矣,君何以见面重用频投?孟英曰:脉细痰咸,阴虚水泛,非此不为功。"

【医案举隅】

肾寒口咸案 丁某某,女,52岁,农民。1981年5月3日就诊。口中泛咸已有年余,饮水后稍减,须臾同前,伴头晕,耳鸣,腰酸膝软,畏寒肢凉等。曾在某医院检查,考虑为妇女更年期综合征。患者形体消瘦,面色苍黄,舌质淡胖,舌苔薄白,两脉沉细。分析:咸味归肾,其性属阴,肾阳虚不能制阴,阴液上乘,故口中作咸。嘱其常服金匮肾气丸,日服 2 次,各服 1 丸。服用 1 个月后,口咸即除,余症亦好转,随访 1 年未复发。

(艾发源,《金匮肾气丸运用二例》,四川中医,1986)

按:咸为肾味,口咸不止,为肾中精气内亏,真味上泛所致,故当并补肾中水火,使肾气充盛而愈。

肾热口咸案 岳某某,男,43 岁。患者自诉口咸 6 日,眼睛干涩,怕冷,盗汗,手心爱出汗,无痰,无口干口苦,无全身乏困,腰痛,纳食及夜休可,大小便正常。唇暗,舌尖红,苔薄白,脉细数。中医诊断为:口咸。辨证为:肾阴亏虚,虚火上炎。方选六味地黄丸加减。具体用药为:生地黄 15 克,熟地黄 15克,酒萸肉 10 克,生山药 10 克,牡丹皮 10 克,茯苓 10 克,盐泽泻 10 克,佩兰10 克,白豆蔻 5 克,苦杏仁 10 克,生薏苡仁 20 克。中药 7 付,每日 1 剂,免煎颗粒,每次 1 格,沸水冲服,每日 2 次。百令胶囊,每次 4 粒,每日 3 次。服用 7剂后,症状好转。

(郑帮霞、雷根平,《雷根平主任医师辨治口咸经验辑录》,现代中医药,2018)

按:该案因肾虚则不能纳咸入肾,故见口咸;腰为肾之府,肾阴不足则表现为腰酸腰痛;目为肝之外窍,肾阴不足波及肝阴,双目失于濡养,则眼睛干涩;阴虚生内热,故盗汗、手心爱出汗;舌尖红,脉细数皆为阴虚有热之象。治宜滋阴补肾,清降虚火。方选六味地黄丸加减,以滋水养阴,即所谓“壮水之主,以制阳光”。水湿困脾,脾阳被抑,不能运化水湿,亦可使唾液增多,口咸严重。酌加佩兰、豆蔻、杏仁、薏苡仁宣肺健脾渗湿,以解全身乏困。全方补泻同施,使药达其所,肾虚得补,口咸得治。

肾虚痰咸案 陆某,男,28 岁。1969 年 12 月 25 日初诊。患者咳嗽,自觉痰有咸味,痰质浓厚,舌苔白腻,拟金水六君煎主治之。大熟地 24 克,当归身10 克,云茯苓 12 克,仙半夏 10 克,广陈皮 4.5 克,炙甘草 4.5 克,淮牛膝 10 克,川续断 10 克,海浮石 12 克,煅蛤壳 12 克,生苡仁 15 克。5 剂。二诊(12 月 30日),药后痰中咸味已瘥,再予前方 5 剂,巩固疗效。

(陆寿康,《程门雪先生治肾经验四则》,辽宁中医杂志,1984)

按:肾主水,在五味属咸,肾虚则肾水不摄,津液上泛而生咸痰,当用大剂熟地黄,佐以健脾和胃,景岳金水六君煎正体现了这种治法。本案之所以取效,其辨识的关键正如王孟英所说:“脉细痰咸,阴虚水泛。”学者宜于此处着眼。

第二章
肾的生理功能

第一节　肾的基本生理功能

一、肾藏精

【经文辑录】

帝曰：人年老而无子者，材力尽邪？将天数然也？岐伯曰：女子七岁，肾气盛，齿更发长；二七而天癸至，任脉通，太冲脉盛，月事以时下，故有子；三七，肾气平均，故真牙生而长极；四七，筋骨坚，发长极，身体盛壮；五七，阳明脉衰，面始焦，发始堕；六七，三阳脉衰于上，面皆焦，发始白；七七，任脉虚，太冲脉衰少，天癸竭，地道不通，故形坏而无子也。丈夫八岁，肾气实，发长齿更；二八，肾气盛，天癸至，精气溢泻，阴阳和，故能有子；三八，肾气平均，筋骨劲强，故真牙生而长极；四八，筋骨隆盛，肌肉满壮；五八，肾气衰，发堕齿槁；六八，阳气衰于上，面焦，发鬓颁白；七八，肝气衰，筋不能动，天癸竭，精少，肾藏衰，形体皆极；八八，则齿发去。**肾者主水，受五脏六腑之精而藏之**，故五脏盛乃能泻。今五脏皆衰，筋骨解堕，天癸尽矣。故发鬓白，身体重，行步不正，而无子耳。

帝曰：有其年已老而有子者何也？岐伯曰：此其天寿过度，气脉常通，而肾气有余也。此虽有子，男不过尽八八，女不过尽七七，而天地之精气皆竭矣。

《素问·上古天真论篇第一》

夫精者，身之本也。故藏于精者，春不病温。

《素问·金匮真言论篇第四》

肾者，主蛰，封藏之本，**精之处**也。

《素问·六节藏象论篇第九》

【阐释与发挥】

精是构成人体、维持人体生命活动的基本物质之一。精有广义、狭义之分。广义的精，泛指机体内一切精微物质，包括了气血津液，故有精气、精血、津精等。狭义的精，专指肾中所贮藏的精气。肾中精气的来源主要有两部分，一是来源于父母的先天之精气，如《灵枢·本神》的"生之来谓之精"及《灵枢·决气》的"两神相搏，合而成形，常先身生，是谓精"。二是后天之精气，主要来源于脾胃运化产生的水谷之精气及脏腑生理活动过程中所化生的精微物质，故《素问·上古天真论篇》："肾者主水，受五脏六腑之精而藏之。"一般认为先后天之精气相互为用，相互促进。中医学有先天促后天、后天助先天之说。

肾主藏精指肾有贮藏精气的作用。肾中精气的生理效应主要体现在两个方面。一是促进机体的生长发育和生殖功能的成熟。如《黄帝内经》"七七八八"理论勾画了肾精与生长发育及生殖的关系。肾中精气充足，则男女生长发育、生殖功能逐渐成熟。肾中精气不足，则形体逐渐衰老、生殖功能日渐减退。可以说肾中精气是机体生长壮老已的根本，而齿、骨、发及生殖能力则是肾中精气盛衰的客观标志。补肾填精则成为中医治疗生长发育及生殖疾病的重要治法。

肾中精气的生理效应之二是调节全身的阴阳。这主要涉及肾精、肾气、肾阴、肾阳四者之间的关系。《黄帝内经》虽未有"肾精"一词的明确提出，但有肾藏精的明确论述。"肾精"作为合成词首次出现于《黄帝内经太素·七邪》"肾精主骨"。《黄帝内经》中多次出现"肾气"的提法，如"七七八八"理论中的"女子七岁肾气盛""男子五八肾气衰"等。"肾阴""肾阳"是后世逐渐发展起来的概念，且受到了命门学说的影响，在内经时代并无提及。《黄帝内经》指肾为水脏、牝脏、至阴之脏，《难经》提出了"左肾右命门"的学说，张仲景在《伤寒杂病论》中创立了阴阳并治的肾气丸。"肾阳"见于《黄帝内经太素·五脏脉诊》："诊得石脉急甚者，是谓寒气乘肾阳气走骨而上，上实下虚，故骨癫也。""肾阴"见于《黄帝内经太素·寒热厥》："此人，谓手足热厥之人……肾阴内衰，阳气外胜，手足皆热，名曰热厥也。"杨上善虽提出肾精、肾阴、肾阳，但并未就此行进一步论述。宋代许叔微在《普济本事方》中认为肾内存有"釜底之火",把肾气比做"火力",参与饮食物的腐熟。其用:"破故纸(四两,炒香),肉豆蔻(二两,生)治脾肾虚弱,全不进食……因肾气怯弱,真元衰劣,自是不能消化饮食,譬如鼎釜之中,置诸米谷,下无火力,虽终日米不熟,其何能化?"严用和在《济生方》中提出了"坎火""真阳""真火"的概念,为"肾阳"之内涵奠定了基础。《五脏门·脾胃虚实论治·补真丸》指出:"大抵不进饮食,以脾胃之药治之多不效者,亦有谓焉。人之有生,不善摄养,房劳真阳衰虚,坎火不温,不能上蒸脾土,冲和失布,中州不运,是致饮食不进,胸不食而胀满,或已食而不消,大腑溏泄,此皆真火衰虚,不能蒸蕴脾土而然。"明代命门学说兴盛以后,逐渐提出命门为水火之宅,不仅有火,也有水,命门之水火为全身阴阳根本的理论。故《景岳全书·传中录·命门余义》有:"命门为元气之根,为水火之宅。五脏之阴气,非此不能滋;五脏之阳气,非此不能发。"后世据此提出了肾阴、肾阳的概念。

肾所藏之精可概称为"肾中精气"。在肾精与肾气对举的时候,肾精更多的是强调物质,而肾气则是其发挥的功能。在肾的功能中,起推动、促进、温煦、气化作用的功能即为肾阳;起滋润、濡养、宁静、内守作用的功能即为肾阴。肾阳又被称为元阳、真阳、真火,肾阴被称为元阴、真阴、真火。肾阳是全身之阳的根本,肾阳充足则全身之阳充盛;肾阴是全身之阴的根本,肾阴充足则全身之阴充足。因此肾中阴阳平衡是各脏腑阴阳平衡的关键。肾之阴阳不足,则导致各脏腑阴阳之不足;各脏腑阴阳之不足,日久也会累及至肾之阴阳,故中医学有"久病及肾""五脏之伤,穷必及肾"之说。

【医案举隅】

肾虚不能生长发育案 一小儿十五岁,手足痿软,齿不能嚼坚物,内热晡热,小便涩滞如淋,服分利之剂,小便如淋。服滋阴之剂,内热益甚;服燥湿之剂,大便重坠。余谓此禀肾气不足,早犯色欲所致,故《精血篇》云:男子精未满而御女以通其精,五脏有不满之处,异日有难状之疾,老人阴已痿,而思色以降其精,则精不出而内败,小便涩痛如淋,若阴已耗而复竭之,则大小便牵痛,愈痛则愈便,愈便则愈痛,正谓此也。遂朝用补中益气汤,夕用六味丸加五味子煎服,各三十余剂,诸证渐愈。后梦遗,诸证复作,手足时冷,痰气上急,用十全大补汤、加减八味丸各八剂,二便稍利,手足稍温,仍用前二药三月余,元气渐复,饮食如常。又饮食停滞,吐泻腹痛,按之不疼,此脾胃受伤也。用六君子汤加木香、肉豆蔻治之,其吐未已,左尺、右关二脉轻诊浮大,按之如无,《经》云:肾开窍于二阴。用五味子散四服,大便顿止。后又伤食,咽酸作泻,大便重坠。朝用补中益气汤,夕用六君子汤加木香、干姜而痊。

(《证治准绳·幼科》)

按:肾藏精,主生长发育与生殖。肾中精气亏损,可见生长发育之疾患。在小儿则为发育迟缓,如五迟(立迟、行迟、语迟、发迟、齿迟),五软(头项软、口软、手软、足软、肌肉软)等;成人则可见齿脱发落、头晕目眩、健忘等早衰之症。本案因年少色欲伤肾,故见手足痿软、齿软等肾中精气不足之象,治以补肾填精而收功。

肾虚生殖功能减退案　王某,夫妻和谐,多年未育,时以后嗣为念。某日,其夫与余同舟赴某处,谈及其妻下腹清冷,尤独阴内寒冷如冰,难以合欢,带下清稀,从无间止。然以事关房帏,隐秘莫深,知先生长者,将烦治之。后月余迎往其家。君妇体肥胖,脉细如丝,重按则无,带多腹冷,恶寒特甚,严冬重裘尤不足以御寒,不欲一刻离火,阳气之虚,由此见之。然推寻其病理,盖由冲任亏损,脾肾虚寒,气血不营经脉,脾湿不能运化,肾水失于蒸发,阴寒益盛,水湿结积,胞宫浸淫,冷如冰谷,所以痰湿下流而成白带,如此阴寒沉沦、阳气衰微之证,理合温补,为拟:桂附理中汤加鹿龟二胶、补骨脂、巴戟天、葫芦巴等药,大温元阳,培补脾肾,早晚用甜酒冲送硫磺,每次 0.9 克,持续 1 个月,畏寒大减,白带由稀转稠,量亦微少。知前方已效,嘱仍继进 1 个月,同时配用当归生姜羊肉汤(羊肉 500 克,当归 60 克,生姜 30 克,隔水清蒸)作饮食营养,2 日 1 次,病状显著改进,下身有畏寒,带下减少,脉象虽细,可按而有神。嗣以阳回阴去,殊不必若前之峻温峻补,而以培养气血,通调经脉为宜。换方人参养荣汤加龟胶、鹿胶,每日 1 剂,服至 50 日而腹暖肢温,阴内无复有冷气鼓吹,带下全无。又继服 1 个月,精神倍增,肌肉丰满,大异往昔气象,遂停药,翌冬生得一子。

(《赵守真医案·白带不育》)

按:傅青主说:"寒冰之地,不生草木;重阴之渊,不长鱼龙。今胞胎既寒,何能受孕?"本例肾阳虚衰,胞胎阴寒,故多年未育。治以温阳散寒,故能收效。在药治的同时,辅以当归生姜羊肉汤食补,是为独到之处。至阳回阴去之后,认为"殊不必若前之峻温暖补,而以培养气血,通调经脉"为治,换方人参养荣汤加龟鹿二胶,值得借鉴。

二、肾主水

【经文辑录】

黄帝问曰:少阴何以主肾?**肾**何以**主水**?岐伯对曰:肾者至阴也,至阴者盛水也;肺者太阴也,少阴者冬脉也。故其本在肾,其标在肺,皆积水也。

帝曰:肾何以能聚水而生病?岐伯曰:肾者胃之关也,关门不利,故聚水而从其类也。上下溢于皮肤,故为胕肿。胕肿者,聚水而生病也。

《素问·水热穴论篇第六十一》

雨气通于肾。

《素问·阴阳应象大论篇第五》

饮入于胃,游溢精气,上输于脾,脾气散精,上归于肺,通调水道,下输**膀胱**,水精四布,五经并行,合于四时五脏阴阳,揆度以为常也。

《素问·经脉别论篇第二十一》

持重远行,汗出于肾。

《素问·经脉别论篇第二十一》

夫水者,循津液而流也。**肾者水脏,主津液**。

《素问·逆调论篇第三十四》

帝曰:诸水皆生于**肾**乎?岐伯曰:肾者牝脏也,地气上者属于肾,而生水液也,故曰至阴。勇而劳甚则肾汗出,肾汗出逢于风,内不得入于脏腑,外不得越于皮肤,客于玄府,行于皮里,传为胕肿,本之于肾,名曰风水。所谓玄府者,汗空也。

帝曰:水俞五十七处者,是何主也?岐伯曰:**肾俞五十七穴**,积阴之所聚也,水所从出入也。

《素问·水热穴论篇第六十一》

肾合膀胱,膀胱者,**津液之腑**也。少阳属肾,肾上连肺,故将两脏。三焦者,中渎之府也,水道出焉,属膀胱,是孤之腑也。

《灵枢·本输第二》

肾合三焦膀胱,三焦膀胱者,腠理毫毛其应。

《灵枢·本脏第四十七》

【阐释与发挥】

《素问·上古天真论篇》曾言：“肾主水，受五脏六腑之精而藏之。”有学者认为，此处的水指的是肾精，但五版《中医基础理论》教材认为当指水液。肾主水指肾有主持、调节人体水液代谢的功能。肾主水的功能一则源于肾气的蒸腾气化，下输膀胱，从而以尿的形式排出体外。二是指肾对参与水液代谢的各脏腑如肺、脾等均有推动作用。

肾主水是否源于肾在五行归属于水，有学者进行了考证指出，《黄帝内经》所载其余四脏的五行配属均与《礼记·月令》及《吕氏春秋》所载的“五脏祭”不同，所以，王玉川指出，五脏祭是“医史研究的误区”，因此肾主水源于《黄帝内经》的解剖生理学观察。因为膀胱主藏津液，在《黄帝内经》中存在肾合膀胱的配属，因而推演出肾主水的理论。

机体水液代谢较为复杂，是肺、脾、肾等综合作用下完成的。较为经典的论述见于《素问·水热穴论篇》：“饮入于胃，游溢精气，上输于脾。脾气散精，上归于肺，通调水道，下输膀胱。水精四布，五经并行，合于四时五脏阴阳，揆度以为常也。”肾在水液代谢中起到主宰作用。肾主水主要是通过肾的气化作用实现的，具体表现在以下三方面：一是肾的气化功能是津液代谢的动力。《素问·水热穴论篇》：“肾者牝脏也，地气上者属于肾，而生津液也。”二是肾为肺、脾气化之根。肾阴、肾阳是机体阴阳的根本，可推动、激发肺脾阴阳的功能。肺的通调水道、脾的运化水液均依赖于肾中阳气的蒸腾气化。三是控制膀胱的开合，调节尿液排泄，维持津液代谢平衡。尿液排泄是机体津液排泄的重要途径，而尿液的排泄主要依赖于肾的蒸腾气化作用。病理情况下，肾中精气不足，气化功能失常，膀胱开合失司。若膀胱开多合少，可出现尿频、尿多、遗尿、尿失禁；也可导致膀胱开少合多，出现尿少、水肿、无尿等。

肾主水的功能与肾阴也有一定的关系，肾阴在维系肾阳和产生肾气的过程中也起着十分重要的作用。肾阴一方面可以涵养肾阳，使肾阳热而不极，维持水火平衡；另一方面化生肾气，使其充盛盈满，维持蒸腾气化。古代医家也十分重视肾阴在肾主水中的作用，如仲景在《少阴病篇》既有温肾阳利水的真武汤证，也有滋肾阴利水的猪苓汤证，二者相互对举、相映成趣。沈金鳌在《杂病源流犀烛·肿胀源流》中指出：“肾水不足，虚火灼金，小便不生而患肿。”唐容川在《血证论·脏腑病机论》中指出：“肾者水脏……阴虚不能化水，则小便不利。”

【医案举隅】

肾气虚气化不利案 常熟县南街面店某童,年十六七,冬日坠入河中,贫无衣换,着湿衣在灶前烘之,湿热之气侵入肌肉,面浮足肿,腹胀色黄,已有三年。友怜其苦,领向余诊。余以济生肾气汤法:熟地一两,山萸肉二钱,丹皮二钱,淮山药三钱,泽泻二钱,茯苓三钱,牛膝钱半,车前二钱,附子一钱,肉桂一钱。余给以肉桂一只,重五钱。时正酷暑,人言附桂恐不相宜;又云胀病忌补,熟地当去。余曰:此方断不可改。且服六剂,小便甚多,猝然神昏疲倦。人恐其虚脱。余曰:不妨。有熟地六两,一时小便太多,正气下陷,未必即脱。待其安寐,至明午始苏,而肿胀全消。后服参苓白术散十余剂而愈。

(《清代名医医话精华·余景和》)

按:本案因外湿入侵久致肾虚,肾虚气化不利而见水肿之症,选用济生肾气丸治疗而愈三年之疾。原方重用熟地黄一两,桂附只用一钱,但本案在酷暑仍用肉桂五钱,有腹胀仍重用熟地黄六两,其用量配伍可谓有胆有识,值得效法。

肾阴虚水肿案 邻村霍氏妇,年二十余,因阴虚得水肿证。因阴分虚损,常作灼热,浸至小便不利,积成水肿。头面周身皆肿,以手按其肿处成凹,移时始能撤消。日晡潮热,心中亦恒觉发热。小便赤涩,一日夜间不过通下一次。其脉左部弦细,右部弦而微硬,其数六至。此证因阴分虚损,肾脏为虚热所伤而生炎,是以不能漉水以利小便。且其左脉弦细,则肝之疏泄力减。可致小便不利,右脉弦硬,胃之蕴热下溜,亦可使小便不利,是以积成水肿也。宜治以大滋真阴之品,俾其阴足自能退热,则肾炎可愈,胃热可清。肝木得肾水之涵濡,而其疏泄之力亦自充足,再辅以利小便之品作向导,其小便必然通利,所积之水肿亦不难徐消矣。处方:生怀山药一两,生怀地黄六钱,生杭芍六钱,玄参五钱,大甘枸杞五钱,沙参四钱,滑石三钱,共煎汤一大盅,温服。将药连服四剂,小便已利,头面周身之肿已消弱半,日晡之热已无,心中仍有发热之时,惟其脉仍数逾五至,知其阴分犹未充足也。仍宜注重补其真阴而少辅以利水之品。熟怀地黄一两,生杭芍六钱,生怀山药五钱,大甘枸杞五钱,柏子仁四钱,玄参四钱,沙参三钱,生车前子三钱装袋,大云苓片二钱,鲜白茅根五钱。药共十味,先将前九味水煎十余沸,再入鲜白茅根,煎四五沸取汤一大盅,温服。若无鲜白茅根,可代以鲜芦根。至两方皆重用芍药者,因芍药性善滋阴,而又善利小便,原为阴虚小便不利者之主药也。将药连服六剂,肿遂尽消,脉已复常,遂停服汤药,俾日用生怀山药细末两许,熬作粥,少兑以鲜梨自然汁,当点心服之以善其后。

(《医学衷中参西录·医案·肿胀门》)

按:本案水肿兼见潮热小便赤涩,故辨为阴虚水肿。肾阴不足,肾气不充,水气因而不行,故以滋补肾阴为主,稍辅以利水之品。仿五苓散意,选用芍药性善滋阴,又善利小便,可一举两得。临床肾阳虚水肿多见,肾阴虚水肿亦不少见,故仲景在《少阴篇》列真武汤证合猪苓汤证,其意在此。

肾阳虚水肿案　房兄,病后失调,面浮跗肿,腹膨食少,小水短涩,腰膝乏力。《经》言诸湿肿满,皆属于脾。然土衰必补其母,非命火不能生脾土。且肾为胃关,关门不利,故聚水。必得桂、附之阳蒸动肾气,其关始开,积水乃下,《经》所谓膀胱气化则能出也。用桂、附、参、术、炮姜、茯苓、车前、牛膝、砂仁、陈皮、山药为丸。一料而安。

(《类证治裁·卷之三·肿胀论治》)

按:本案在面浮跗肿、小水短涩的同时,出现了脾虚之腹膨食少,肾虚之腰膝乏力,故以桂、附、姜温肾助阳,参、术、苓补脾益气,牛膝、车前子利水消肿。

三、肾主纳气

【经文辑录】

夫不得卧,卧则喘者,是水气之客也;夫水者,循津液而流也。**肾者水脏**,主津液,主卧与喘也。

《素问·逆调论篇第三十四》

咳嗽烦冤者,是肾气之逆也。

《素问·示从容论篇第七十六》

是以夜行则喘出于肾,淫气病肺……度水跌扑,**喘出于肾与骨**。

《素问·经脉别论篇第二十一》

【阐释与发挥】

从上述经文可以看出,《黄帝内经》虽未明确提出肾主纳气的概念,但多次论及肾与呼吸有关。纳,通“内”,是摄纳、吸入之意。肾主纳气是指肾能摄纳肺所吸入的自然界清气,保持呼吸深度,防止呼吸表浅的作用。

对于肾主纳气的"气",学术界有不同的观点:一是认为自然界清气,如现行的《中医基础理论》教材。清代何梦瑶在《医碥》中对肾摄纳自然界清气的作用做了精辟说明:"气根于肾,亦归于肾,故曰肾纳气,其息深深。"二者肺气,清代名医张聿青在论及喘证病机时指出:"肺在上,主气之出,肾在下,主气之纳。惟下虚斯肾虚不能仰吸肺气下行,气至中途,即行返出,此其所以为喘也。"三者五脏六腑之精气,肾为封藏之本,"受五脏六腑之精而藏之"。四者真气,孙一奎在《医旨绪余》转引滑寿曰:"肺主呼吸,乃口鼻之呼吸,指谷气而言也;肾司阖辟,乃是真息,指原气而言也。"

肾主纳气的功能首先是通过肾经与肺经的相互联系来实现的。《灵枢·本输》指出:"少阴属肾,肾上连肺,故将两藏。"《灵枢·经脉》说:"肾足少阴之脉起于小指之下……入肺中……是动则病……咳唾则有血,喝喝而喘。"因此,《难经·四难》指出:"呼出心与肺,吸入肾与肝。"其次,肾主纳气是肾主封藏的功能体现。如明代医家李梴《医学入门》指出:"肾有两枚……纳气,收血,化精,为封藏之本。"肾气充足,摄纳有根,呼吸调匀。肾气亏虚,不能纳气,气浮于上则可见咳喘、气短等症。孙一奎在《医旨绪余》中指出:"呼在肺而吸在肾者,盖肺高肾下,犹天地也。"清代何梦瑶说:"肺司呼吸,气之出入于是乎主之。且气上升至肺而极,升极则降,由肺而降,故曰肺为气主。肾主纳气,故丹田为下之气海,肺为气主,故胸中为上气海。肾水为坎中之阳所蒸,则成气上腾至肺。所谓精化为气,地气上为云也。气归于肺,复化为水,肺布水精,下输膀胱,五经并行。"

肾主纳气的形成可能受到古代导引术的启发。古人在练功过程中,要求调息,讲究气沉丹田,气下得越深越好,而肾的部位正好位于下焦,且元气根于肾,通过联想得出肾主纳气的理念。

东汉张仲景将《黄帝内经》《难经》肾主纳气的思想贯彻于临床,开创了补肾法治疗呼吸异常之先河。如《金匮要略》提出肾脏虚损可出现"吸远""呼吸动摇""短气",治疗时主张"夫短气有微饮,当从小便去之,苓桂术甘汤主之,肾气丸亦主之"。其中用肾气丸温肾化饮以治短气,即是补肾治喘方法的体现。南宋杨士瀛进一步认识到"肾虚不能收气归元"是喘证形成的病机,治疗上主张"凡咳嗽暴重,动引百骸,自觉气从脐下逆奔而上者。此肾虚不能收气归元也,当以补骨脂、安肾丸主之,勿徒从事于宁肺"。他从理论上对肺肾共主呼吸予以明确阐释,提出"肺出气也,肾纳气也。肺为气之主,肾为气之藏",为后世以"肾不纳气"解释咳喘病机及采用补肾法治疗喘咳病证提供了重要启示。清

代林珮琴在《仁斋直指方论》的基础上明确提出"肾主纳气",《类证治裁》指出:
"肺为气之主,肾为气之根。肺主出气,肾主纳气,阴阳相交,呼吸乃和。若出
纳升降失常,斯喘作焉。"林氏还详细论述了喘分虚实的病机及证治:"夫喘分
虚实……实喘者气长有余,虚喘者息促而不足;实喘者胸满声粗,客邪干肺,上
焦气壅,治宜疏利(通用定喘汤);虚喘者,呼长吸短,肾不纳气。孤阳无根,治
以固摄(六味丸去丹、泻,加牛膝、五味子、补骨脂、胡桃肉)。故实喘责在肺,虚
喘责在肾。"创用补肾固摄法治疗肾不纳气证。

【医案举隅】

肾不纳气案　顾芝岩夫人,喘嗽半载,卧不着枕,舌燥无津,屡治不应。
诊之,右关尺虚涩无神,此标在肺,而本在肾也。肺为出气之路,肾为纳气
之府,今肾气亏乏,吸不归根,三焦之气出多入少,所以气聚于上,而为喘
嗽,口干不得安卧。《中藏经》云:阴病不能吸者,此也。法当清气于上,纳
气于下,使肺得清肃,肾复其蛰藏,则气自纳,而喘嗽平矣。用苏子降气汤
加人参五钱,肉桂一钱,连进三剂,症渐平。改用金匮肾气汤加人参五钱,
二十余剂,可以安枕。后因调护失宜,前症复作,乃委之庸手,纯用破气镇
逆之剂,极诋人参为不可用。病者自觉不支,求少参不与,遂气败而死。
伤哉!

(《续名医类案·卷十四·喘》)

按:《景岳全书·喘促》首次把喘分为虚实两大证:"实喘者有邪,邪气实
也;虚喘者无邪,元气虚也。"邪气实当攻,元气虚当补,此为治疗喘证之准则。
本案前医基于肾主纳气,用金匮肾气丸法,喘安嗽止。后医虚以实治,纯用破
气镇逆之剂,犯虚虚实实之诫。

第二节　肾的系统联系

一、肾在体合骨,主骨生髓

【经文辑录】

女子七岁,肾气盛,齿更发长……三七肾气平均,故真牙生而长极;四七,

筋骨坚，发长极，身体盛壮……丈夫八岁，肾气实，发长齿更……三八，肾气平均，筋骨劲强，故真牙生而长极；四八，**筋骨隆盛**，肌肉满壮。五八，肾气衰，发堕齿槁……八八，则齿发去。

《素问·上古天真论篇第一》

肾生**骨髓**。

《素问·阴阳应象大论篇第五》

诸髓者，皆属于脑。

《素问·五脏生成篇第十》

骨者髓之府，不能久立，行则振掉，骨将惫矣。

《素问·脉要精微论篇第十七》

脏真下于肾，肾藏**骨髓**之气。

《素问·平人气象论篇第十八》

五脏所主：心主脉，肺主皮，肝主筋，脾主肉，肾主**骨**，是谓五主。

《素问·宣明五气篇第二十三》

肾者水也，而生于**骨**，肾不生则髓不能满，故寒甚至骨也。

《素问·逆调论篇第三十四》

肾主身之**骨髓**。

《素问·痿论篇第四十四》

髓者骨之充也。

《素问·解精微论第八十一》

人始生，先成精，精成而后脑髓生，**骨**为干，脉为营，筋为刚，肉为墙，皮肤坚而毛发长，谷入于胃，脉道通，血气乃行。

《灵枢·经脉第十》

膀胱足太阳之脉……其直者，从颠入络脑，还出别下项，循肩膊内，挟**脊**，抵腰中，入循膂，络肾，属膀胱。

《灵枢·经脉第十》

脑为**髓**之海，其输上在于其盖，下在风府……髓海有余，则轻劲多力，自过其度；髓海不足，则脑转耳鸣，胫酸眩冒，目无所见，懈怠安卧。

《灵枢·海论第三十三》

五谷之津液，和合而为膏者，内渗入于骨空，补益脑**髓**。

《灵枢·五癃津液别第三十六》

筋部无阴无阳，无左无右，候病所在。**骨**之属者，**骨**空之所以受液而益脑髓者也。

《灵枢·卫气失常第五十九》

【阐释与发挥】

《灵枢·经脉》曰："骨为干……肉为墙。"骨是人体躯干的主要支架。肾主骨主要源于肾生髓，而髓生于精，精藏于肾。唐容川在《中西汇通医经精义》指出："骨内有髓，骨者髓所生，周身之骨以背脊为主。肾系贯脊，肾藏精，精生髓，髓生骨，故骨者肾之所合也。""髓者，肾精所生，精足则髓足，髓在骨内，髓足则骨强。"因此，肾中精气的盛衰与人的生长发育，尤其是骨骼的坚脆有关。《冯氏锦囊秘录》："肾者任也，主骨而任周身之事，故强弱系之。"古人甚至从骨的发育来判断一个人的年龄与寿夭。如《灵枢·天年》："骨高肉满，百岁乃得终。"《薛生白医案》指出："骨小肉脆，定非松柏之资。"根据"肾主骨"，病位在骨的病证每每责之于肾。如附骨疽为骨之化脓性病变，古代医家认为肾阳不足是其发病的内在因素。《外科理例·卷二》云："肾主骨，肾虚则骨冷而为患也。所谓骨疽皆起于肾，亦以其根于肾也。故用大附子以补肾气，肾实则骨有生气，而疽不附骨矣。"《冯氏锦囊秘录·外科大小合参》也说："凡一切跗骨痛疽，皆起于肾。肾主骨，治宜温补肾气，骨得阳和，肿硬自能冰解矣。"此外，发热之重按至骨始得或热自骨蒸者，也常定位在肾。《医碥·杂症》云："在骨者属肾热，亥子尤甚，骨蒸酥酥然如虫蚀。"《不居集·上卷》云："肾热者，轻按之不热，重按之至骨乃热，其热蒸手，如火如炙。"他如骨酸、骨痛、骨痿等也常成为医家诊断肾虚的依据。如《叶氏医案存真》载某患"足跟筋骨痛，不能履地，渐至延及腰脊，向患遗精"，叶氏指出此"将成痿躄也"，认为肝肾精血内耗所致。

齿为骨之余。齿与骨同出一源，均由肾中精气所充养。肾中精气充盈，则牙齿坚固而不易脱落。肾中精气亏虚，则牙齿松动易致脱落。故《医学正传·卷五》："夫齿者，为肾之标，骨之余也。"《仁斋直指方论》说："齿者，骨之所络，髓之所养，肾实主之。故肾衰则齿豁，精盛则齿坚，肾热则齿动。"临床上牙齿松动、脱落及小儿牙齿生长迟缓等疾病多与肾中精气不足有关。明代张景岳也指出："凡齿脆不坚，或易于摇动，或疏豁，或突而不实，凡不由虫、不由火而病者，必肾气不足。"

髓有骨髓、脊髓之分,脊髓上通于脑,故有脑为髓海之说。肾精充足,髓海有余,则轻劲多力。肾精亏虚,髓海不足,则脑失所养,出现耳鸣眩晕、胫酸骨软等。对脑的某些病变,临床治疗可采用补肾填精之法。

【医案举隅】

骨雷证医案　钱国宾治镇江钱青藜,中年无病,一日足跟偶响,听之有声,自觉怪异,数月渐响,至头竟如雷声。医者说症名不一,七年怀生死之忧矣。钱过京口甘露寺,寻苍耳草治毒,会于凉亭偶言此症,以骨雷告之。邀至家,候其脉五部皆和,独肾芤大,举之始见,按之似无,乃肾败也。自下响者,足少阴肾经之脉,起于小指之下,斜走足心,出然谷之下,循内踝后,别入跟中,以上腨内,出腘内廉上股,入后廉贯脊。且肾主骨,肾虚则髓空,髓空则鸣,所以骨响。白脚之头,即雷从地起,响于天上也。以六味丸加紫河车膏、虎骨膏、猪髓、枸杞、杜仲方示之,彼谢曰:公论破七年之迷,良方起终身之病矣。长揖而别。至次年冬,钱复之京口,问已痊愈。

(《续名医类案·卷二十二·奇疾》)

按:本案骨雷之症临床极为罕见,肾主骨且足少阴肾经别入跟中,故以六味地黄丸补肾元,固其根本,加用紫河车膏、虎骨膏、猪髓等血肉有情之品以补精血,强骨髓。谙熟中医基本理论,可以不变应万变。

齿痛医案　易思兰治一人,患齿病,每有房劳,齿即俱长,痛不可忍,热汤凉水俱不得入。凡有恼怒,痛亦如之。十年前尚轻,十年后殊甚,每发必三五日,呻吟极楚,竟绝欲。服补肾丸、清胃饮俱不效。一日疾作,七日不饮食。诊其脉,上二部俱得本体,惟二尺洪数有力,此肾经火邪太盛也。以滋肾饮饵之,且漱且咽下二盏,随觉丹田热气升上,自咽而出。复进二盏,其痛顿止,齿即可叩,永不再作。其方:黄柏三钱,青盐一钱,升麻一钱,水五碗煎汤,频漱之咽下。其人问曰:吾病齿二十年,试药不下百余,皆未效,君用三味而奏功,何也?曰:齿属肾,诸痛属火。

(《续名医类案·卷十七·齿》)

按:齿病从肾论治,人所尽知。诸痛属火,临床辨识的关键是火从何而起、属虚属实。本案房劳即发,肾虚可知。尺脉洪数有力,故为阴虚火旺,方选滋肾饮,以黄柏为君,以滋肾水泻肾火,青盐为之引,升麻升出肾经火邪,药一入口,便觉丹田火热上升,自咽而出,肾脏一清,牙齿自安。

二、肾开窍于耳及前后二阴

(一) 肾开窍于耳

【经文辑录】

北方生寒,寒生水,水生咸,咸生肾,肾生骨髓,髓生肝,**肾主耳**。其在天为寒,在地为水,在体为骨,在脏为肾,在色为黑,在音为羽,在声为呻,在变动为栗,**在窍为耳**,在味为咸,在志为恐。

《素问·阴阳应象大论篇第五》

十二经脉,三百六十五络,其血气皆上于面而走空窍。其精阳气上走于目而为睛。其别气走于**耳**而为听,其宗气上出于鼻而为臭。

《灵枢·邪气脏腑病形第四》

肾气通于**耳**,肾和则耳能闻五音矣。

《灵枢·脉度第十七》

耳者,宗脉之所聚。

《灵枢·口问第二十八》

肾者,主为外,使之远听,视**耳**好恶,以知其性。

《灵枢·师传第二十九》

耳者,**肾**之官也。

《灵枢·五阅五使第三十七》

黑色小理者,肾小;粗理者,肾大。高**耳**者,肾高;**耳**后陷者,肾下;**耳坚者**,肾坚;**耳**薄不坚者,肾脆;**耳**好前居牙车者,肾端正;**耳**偏高者,肾偏倾也。凡此诸变者,持则安,减则病也。

《灵枢·本脏第四十七》

【阐释与发挥】

耳为听觉器官,与全身脏腑经络有着较为广泛的联系。手足少阳、手足太阳、足阳明经皆循行于耳,故《灵枢·口问》云:"耳者,宗脉之所聚。"人体多个脏腑参与耳的功能调节,其中心寄窍于耳,肾开窍于耳,脾升清于耳,肝胆之气上通于耳等。这些脏腑中,与耳联系最紧密、最具特异性者当首推肾。《素问·阴阳应象大论篇》谓:"肾主耳……在窍为耳。"

肾对耳的主宰是与其藏精功能分不开的。肾藏精,精气充沛、耳窍得养是耳闻物听音的必要条件。对此,古代文献论述颇多。《灵枢·脉度》云:"肾气通于耳,肾和则耳能闻五音。"《济生方·耳论治》云:"肾者,精之所藏。肾气实则精气上通,闻五音而聪。"《丹溪心法·耳聋》云:"肾通乎耳,所主者精,精气调和,肾气充足,则耳闻而聪。"若肾精气不足,耳窍失养,则易发耳鸣、耳聋等症。人到老年,易见耳鸣、听力减退,恰和年老肾虚有关。《景岳全书·耳证》曾指出:"耳为肾窍……若劳伤气血,精脱肾惫,必致聋聩。故人于中年之后,每多耳鸣,如风雨,如蝉鸣,如潮声者,是皆阴衰肾亏而然。"

由于耳与肾关系十分密切,故耳科病症不少从肾分析病机。《医林正印·耳症》曰:"凡耳痒者,多属肾虚浮火内攻或挟痰气上升,郁于耳中。""凡耳门生疮者,多属肾虚风热。"《冯氏锦囊秘录·儿科耳病》认为聤耳病机是"肾气有余,积热上冲,津液壅结"。《诸病源候论·耳病诸候》将耳痛归因于"风入于肾之经"。《续名医类案·目》载薛立斋治一男子,"眼赤痒痛,时或羞明下泪,耳内作痒,服诸药不效,气血日虚,饮食日减,而痒亦盛",薛氏以"耳内作痒,饮食日减"为据,判断"此脾肾风热上攻也"。

此外,耳还被视为肾之"外候",用于肾功能状态之判断。早在《黄帝内经》即提出"五官候藏"思想。《灵枢·五阅五使》云"五官者,五脏之阅也""耳者,肾之官也"。《灵枢·本脏》尚有根据耳之外形推测肾位置高下、禀赋坚脆的论述。当今中医临床也把耳轮干枯焦黑视为肾精匮乏之象,慢性耳鸣常被作为肾虚特有指征等。可见,"肾开窍于耳"对从肾定位具有参考价值。然而,应该看到,耳与不少脏腑经络皆有关联,耳病论治时当审清病位,明确病性,随证治之,不可囿于"耳病治肾"之见。

【医案举隅】

肾虚耳鸣案 王,肾窍开耳,胆络脉亦附于耳,凡本虚失聪治在肾,邪干窍闭治在胆,乃定例也,今年已六旬,脉形细数,是皆肾阴久亏,肝阳内风上旋蒙窍,五行有声,多动真气火风,然非苦寒直降可效,填阴重镇,滋水制木,佐以咸味入阴,酸以和阳,药理当如是议。熟地、龟板、锁阳、牛膝、远志、茯神、磁石、秋石、萸肉、五味。

《临证指南医案·卷八·耳》

按：肾开窍于耳，肾阴亏虚，水不涵木，肝阴亏虚，风阳上扰，故见耳鸣。故选熟地黄、龟板、磁石、锁阳、秋石等味厚质重之品壮水制阳，填阴镇逆，山萸肉、五味子酸以入阴，远志、茯神交通心肾。

（二）肾开窍于二阴

【经文辑录】

北方黑色，入通于肾，开窍于**二阴**，藏精于肾，故病在溪。

《素问·金匮真言论篇第四》

肾者**胃之关**也，关门不利，故聚水而从其类也。上下溢于皮肤，故为胕肿。

《素问·水热穴论篇第六十一》

静顺之纪，藏而勿害，治而善下，五化咸整，其气明，其性下，其用沃衍，其化凝坚，其类水，其政流演，其候凝肃，其令寒，其脏肾。肾，其畏湿，其主**二阴**。

《素问·五常政大论篇第七十》

【阐释与发挥】

二阴，指前阴和后阴，前阴主排尿、生殖，后阴主排便。由于前后二阴功能皆赖肾调节，故中医学将二阴亦归属肾窍。《素问·金匮真言论篇》谓"北方黑色，入通于肾，开窍于二阴"。

"肾开窍二阴"和肾对二便的调控有关。二便的形成与排泄是一个复杂过程，多个脏腑参与其间并发挥调节作用。肾对这一过程的调控主要体现在，通过肾阳蒸腾气化、肾阴滋润滑利使小便维持一定的量并正常排出，使大便干湿适中、不溏不秘。此外，肾气还可固摄二便，防止过多排泄或者失禁。鉴于肾在二便形成、排泄中所起的关键作用，《素问·水热穴论篇》称"肾者，胃之关"，后世亦有"肾司二便""二便之开闭，皆肾脏所主"等提法。

从临床来看，肾病常见二便异常，如尿频、遗尿、小便不利、泄泻、便秘等，其病机多与肾中水火失调或肾气不固有关。诚如《医方考·卷之四》所云："肾具水火，主二便而司开阖。肾间之水竭，则火独治，能阖而不能开，令人病小便不出；肾间之火熄，则水独治，能开而不能阖，令人小便不禁。"《杂病源流犀烛·大便秘结源流》云："肾主五液，津液盛则大便调和，若为饥饱劳役所损，或素嗜辛辣厚味，致火邪留滞血中，耗散真阴，津液亏少，故成便秘之证。"《类证治裁·卷之四》云："盖肾为胃关,二便开闭,皆肾脏所主,今肾阳衰则阴寒盛,故于五更后,阳气未复,即洞泄难忍。"

根据"肾开窍于二阴",二便失常病症可据证定位在肾。《续名医类案·痢》载"童某患滞下""每欲圊时,必先腰痛",医根据"腰为肾主,二便乃胃家北门锁钥之司",认为肾虚所致,"虚则不能闭藏,是以每欲更衣,辄先作痛"。另《名医类案·附骨疽》载"一膏粱酒色之人,患四日而入房,两臀硬肿,二便不通",医认为"此肝肾亏损""用六味丸料,加车前、牛膝而便利"。案中肾亏的诊断依据之一便是"肾开窍于二阴"。

肾开窍于前阴还和前阴为性事器官有关。前阴包括男女外生殖器,男性尚包含睾丸在内。其功能不仅关系到男女性行为,而且和生殖也有密切关联。

由于肾藏精,主生长发育生殖。性器官的发育、生殖功能成熟皆赖肾中精气充养、激发,性行为亦赖肾中阴阳调控,因此,前阴从功能来讲实际从属于肾。若肾精不充,水火失调,不仅可表现为性事异常,如阳痿、早泄、多欲、遗精等,而且可影响生殖功能,造成不孕不育。临床此类病症常以益肾为基本治法。

【医案举隅】

肾虚二便失调案 周孔昌体肥而弱,忽然腹痛,泄泻,十指稍冷,脉甚微,因与理中汤。服后泄未止,而厥逆愈进,腹痛愈甚,再诊无脉,知阴寒入肾。盖理中者,仅理中焦,与下焦迥别,改进白通汤,一服而安。次日其堂兄,腹痛缠绵,渐至厥逆,二便阻闭,胀闷之极,已进攻下,而痛愈重,促余诊治。六脉俱无,且面青唇白,知为寒邪入肾,亦与白通汤,溺长便利而安。

(《得心集医案·卷三·吐泻门》)

按:白通汤为葱白、附子、干姜组成,两则医案一为泄泻不止,一为二便阻闭,俱用白通汤而愈,其理论即源于肾为胃之关,与二便排泄有关。前阴利水,后阴利谷,其输泄有常度者,有赖于肾脏司开阖之权。若肾受寒侵,则开阖失职,胃气告止,故厥逆无脉。今两症虽异,而受病则同,一者有开无阖,故下利不止,一者有阖无开,故二便皆闭。均以白通汤,复阳散寒,温暖肾气,使肾气得权,复其开阖之旧,则开者有合,合者有开。

三、肾其华在发

【经文辑录】

肾者，主蛰，封藏之本，精之处也，**其华在发**，其充在骨，为阴中之少阴，通于冬气。

《素问·六节藏象论篇第九》

肾之合骨也，其荣发也，其主脾也。

《素问·五脏生成篇第十》

【阐释与发挥】

发，指头发。王好古在《此事难知》中指出："发者，血之余。"张杲在《医说》中曰："发属心，故上生，禀火气也。"因心主血，故有发为血之余。张景岳认为发与心血、肾精均有关，故提出"发为精血之余"。

精血养发的途径主要有三条：一是肾精化髓，髓上充脑，脑髓外荣以养发。《重广补注黄帝内经素问·卷三》云："脑者髓之海，肾主骨髓，发者脑之所养，故其华在发。"肾精、脑髓充足则发润而黑，肾精、脑髓空虚则发白枯槁。二是肾精化血，血能养发。《诸病源候论·卷二十七》："足少阴肾之经也，肾主骨，其华在发。若血气盛，则肾气强，肾气强，则骨髓充满，故发润而黑；若血气虚，则肾气弱，肾气弱，则骨髓枯竭，故发变白也。"三者，肾精循足太阳经、督脉上奉以养发。《中西汇通医经精义·上卷》云："太阳膀胱为肾之府，督脉属肾，均交于头。血在丹田之内从气而化，循经而上生为头发。故肾精足则其荣在发。"指出肾中精气通过督脉与太阳经而上头生发。

发作为肾之外华，是肾中精气充盛与否的外在客观标志。一般而言，青壮年肾中精气充盛，发黑而光泽；老年人肾中精气渐衰，发白枯槁而易于脱落。若肾精不充，精血衰少，可引起发质干枯、色黄无泽、易于脱落或须发早白。唐容川指出："临床乌须黑发之药，皆为补肾。"临床欲乌发、生发或改善发质多从补益肝肾精血入手。

【医案举隅】

肾虚脱发案　李某某，女，24岁，未婚，大学生。1963年以来发现头发成丛脱落，脱后不见再长，发脱之处圆如钱状，大小不等，约两月余，头发全部脱去,头顶光秃,毫毛不留。患者为此惊忧不已,寝食不安,日间则心绪不宁,难于静心学习,夜卧又梦境飘扬,不能安卧熟寐。遍求医药施治,历经数月,未获效验。于1964年3月由亲友介绍,来余舍求诊,见患者头部用纱巾缠裹。询其病状,则羞涩含泪欲泣。脉象沉细而弱,舌质淡,苔薄白润。《黄帝内经》云:"肾者……精之处也,其华在发。"肾受五脏六腑之精而藏之,发为血之余。精与血互为资生,精足则血充,血充则毛发润泽。故毛发滋荣于血,生长则根源于肾。此证脱发并非疥癣所致,乃精血不足也,当以补肾荣血之法为治。方用:附片60克,炙首乌15克,当归15克,熟地黄15克,肉桂12克,炒枣仁15克,千张纸9克,益智仁9克(炒),鹿角胶9克(烊化,分次兑入),甘草6克。连服8剂后,头部即开始生长银白色短绒毛发,眠食均见好转。继上方加补骨脂12克,菟丝子9克,药炉不辍,连服15剂。1个月后,头发已长至一寸多,色泽渐深。照原方,去千张纸加肉苁蓉12克,又服20余剂,头发渐长,其色渐转黝黑,半年后黑发满头,未见再有脱落。

(《吴佩衡医案·脱发》)

按:脱发一证,多因肝肾亏损,血虚不能上荣所致,故多见肝肾精血不足证,临床上补肝肾,益精血常可获效。兼有风邪乘虚而入者,神应养真丹为其有效良方。如因肝气郁结不畅,以致气滞血瘀,发失所养者,则须疏肝解郁,活血化瘀,《医林改错》"通窍活血汤"用之有效。脱发而口苦咽干,胆热脾虚者,小柴胡汤可以获效。临床也可酌加何首乌、旱莲草、黑芝麻、桑椹子、侧柏叶等养血生发之妙品,也可少佐白芷、皂角刺以通窍道,则其效更彰。

四、肾在液为唾

【经文辑录】

五脏化液……肾为唾。

《素问·宣明五气篇第二十三》

肾主唾。

《灵枢·九针第七十八》

【阐释与发挥】

唾与涎同为口津。《说文解字》曰:"唾,口液也。""涎,慕欲口水也"。《辞源》曰"唾为唾沫""涎为口液"。涎自两腮而出,质地清稀;唾生于舌下,质地稠厚。中医学认为涎为脾液,肾为唾液。《灵枢·五癃津液别》曰:"中热胃缓则为唾。"唾虽属肾亦与胃相关。张景岳在《类经》中指出二者的病理区别:"胃之与肾皆主为唾,盖土郁之唾在胃,水泛之唾在肾。"生理性的唾古人大多认为属肾精所化生,故极为重视,称之为"金津""玉液""醴泉""甘露",其可"灌溉脏腑,润泽肢体"。李时珍在《本草纲目》中指出:"人能终日不唾,则精气常留,颜色不槁。"古代的养生家较为重视"搅海咽津"之法,即以舌抵上腭,待津液满口后,咽之以保养肾精,延年益寿。如《医学心悟·卷一·治阴虚无上妙方》云:"华池之水,人身之金液也,敷布五脏,洒陈六腑,然后注之于肾而为精……今立一法,二六时中,常以舌抵上腭,令华池之水,充满口中,乃正体舒气,以意目力送至丹田,口复一口,数十乃止。此所谓以真水补真阴,同气相求,必然之理也。"

　　因唾为肾精所化,故其分泌和输布有赖于肾气的约束和控制。肾之精气充盛,气化功能正常,津液上输于口,唾液润泽口腔。肾之精气亏虚,不能蒸腾气化则少唾、无唾;不能摄纳、封藏则出现多唾、久唾等病症。近年来人们借助现代科学技术手段对肾与唾液之间的相关性及唾液对肾藏象相关疾病的诊断进行了一些研究,发现唾液分泌量的多寡、唾液蛋白含量的高低、唾液流速的快慢、唾液免疫功能的强弱、唾液菌群重要菌种检出率与构成比等都受肾阴、肾阳作用的支配。

　　【医案举隅】
　　久唾多唾案　孟某某,女,21岁。5年来每多唾涎,初未以为病,近唾涎日渐增多,片刻即唾涎盈口,唾于地则成一摊。面色苍白,畏寒怕冷,腰痛不适,小便清长,大便溏薄,舌淡苔滑,无力。处方:熟地、萸肉、泽泻、丹皮、藿香、佩兰、益智仁各10克,附片、肉桂各6克,淮山药15克,茯苓12克。3剂后,唾涎大减,又3剂,唾涎症告愈,面色红润,腰痛畏寒皆瘥,1个月后随访未再复发。

(《金匮名医验案精选·多唾》)

　　按:唾涎一症,在临床较为少见。《黄帝素问直解·宣明五气篇》:"唾属水精,肾所主也,故肾为唾,凡此是谓五液。《灵枢·根结》云:少阴根于涌泉,结于廉泉,廉泉,舌下窍也。是肾为水脏,从下而上,液虽有五,肾实主之。"肾主水液,肾阳不足,涎无所主,升降失常,水气上逆,故唾。

　　口干无唾案　赵某某,男,74岁,教师,2004年6月1日就诊。口干1年余,口中无唾液,昼轻夜重。血液生化、内分泌指标均正常,西医诊断为"分泌腺分泌减少",推请中医诊疗,中医均诊为阴虚,选用沙参、麦冬、生地、玉竹、枸杞、怀山药、石斛等滋阴之品,效不佳,特专程来京诊治。症见口干、夜中易干醒,伴潮热汗出,腰膝酸软,大便干结,小便正常,舌红,少苔,脉细数。诊为阴津匮乏之候,方以金匮肾气丸加味:生地 30 克,怀山药 30 克,山茱萸 15 克,丹皮 10 克,茯苓 10 克,泽泻 10 克,炮附子 8 克,肉桂 3 克,葛根 15 克,升麻 3 克。患者服用 14 剂后口干愈,嘱用金匮肾气丸早晚服之善后。

(《黄帝内经临证指要·肾与膀胱系统》)

按:口干无唾临床较为多见,患者甚至因口干无唾而有不能转舌之苦,很容易辨为阴虚而选用玄参、麦冬、生地黄等养阴之品。然口干也可因阳不化气所致,故《金匮要略》有"男子消渴,小便反多,以饮一斗,肾气丸主之"。《医贯·消渴论》:"盖因命门火衰,不能蒸腐水谷,水谷之气不能熏蒸上润乎肺,如釜底无薪,锅盖干燥……故用附子、肉桂之辛热,壮其少火,炊底加薪,枯笼蒸溽,槁禾得雨,生意维新。"本案治以金匮肾气丸方,更加葛根、升麻温肾阳,助气化,俾津液上行。

五、肾在志为恐

【经文辑录】

人有五脏化五气,以生喜怒悲忧**恐**。

《素问·阴阳应象大论篇第五》

北方生寒,寒生水,水生咸,咸生肾,肾生骨髓,髓生肝,肾主耳。其在天为寒,在地为水,在体为骨,在脏为肾,在色为黑,在音为羽,在声为呻,在变动为栗,在窍为耳,在味为咸,**在志为恐**。恐伤肾,思胜恐;寒伤血,燥胜寒;咸伤血,甘胜咸。

《素问·阴阳应象大论篇第五》

五精所并:精气……并于肾则**恐**。

《素问·宣明五气篇第二十三》

恐则气下……**恐**则精却,却则上焦闭,闭则气还,还则下焦胀,故气下行矣。

《素问·举痛论篇第三十九》

北方生寒,寒生水,水生咸,咸生肾,肾生骨髓,髓生肝。其在天为寒,在地为水,在体为骨,在气为坚,在藏为肾。其性为凛,其德为寒,其用为藏,其色为黑,其化为肃,其虫鳞,其政为静,其令霰雪,其变凝冽,其眚冰雹,其味为咸,其志为**恐**。恐伤肾,思胜恐;寒伤血,燥胜寒;咸伤血,甘胜咸。正气更立,各有所先,非其位则邪,当其位则正。

《素问·五运行大论篇第六十七》

恐惧者,神荡惮而不收。

《灵枢·本神第八》

恐惧而不解则伤精,精伤则骨酸痿厥,精时自下。

《灵枢·本神第八》

【阐释与发挥】

恐,即恐惧、恐吓,是人对事物惧怕、胆怯时的一种精神状态。恐由肾所主,从生理角度看,恐志由肾脏精气所化生,如《黄帝内经》指出"人有五脏化五气,以生喜怒悲忧恐""精气并肾则恐"。从病理角度来看,过度恐惧,肾精不固,气泄于下,可见小儿尿床、男子遗泄、孕妇滑胎等症。张景岳分析了恐伤肾的机制,指出"恐则精却,故伤肾。凡猝然恐则多遗尿,甚则阳痿,是其征也"。《类经》言恐则气下,高士宗在《素问直解》中指出:"恐伤肾而上下不交,故气不行。不行者,不行于上也。恐则气下,以此故也。"对恐会导致下焦闭胀,张志聪在《黄帝内经素问集注·卷五·举痛论篇》中指出:"气者,水中之生阳也。肾为水脏,主藏精而为生气之原。恐伤肾,是以精气退却而不能上升。膻中为气之海,上出于肺,以司呼吸,然其原出于下焦,故精气却则上焦闭,闭则生升之气还归于下,而下焦胀矣。上下之气,不相交通,故气不行矣。"

恐伤肾致肾中精气损伤之后,必然影响机体的生殖功能。如沈雁等分别采用小白鼠、狗和猫制作恐伤肾动物模型,结果发现造模后上述 3 种动物的睾丸内生精上皮细胞均有空泡形成,成熟精子数量均减少。王米渠等通过猫吓鼠建立恐伤肾小鼠模型,发现模型组小鼠有流产、早产现象,与对照组比较模型组母鼠的产仔率及每窝产仔数均降低。冯新玲等用光镜对脑组织进行观察发现,模型组仔鼠与学习记忆密切相关的海马区脑组织存在细胞较松散的片状水肿区域,该区域神经细胞树突减少。胡汉波等研究显示,与轻度恐吓组和

043

正常对照组比较,重度恐吓组孕鼠所产仔鼠成年后学习逃离电网的能力明显下降。张洁对"恐伤肾"小鼠脑组织中与学习记忆功能有关的一氧化氮合酶、B型单胺氧化酶、丙二醛和乙酰胆碱酯酶等指标进行了研究,结果发现与正常组比较,模型组乙酰胆碱酯酶活性明显降低,B型单胺氧化酶、丙二醛和一氧化氮合酶活性明显升高,认为上述指标的改变可能揭示了恐伤肾导致脑功能下降的部分机制。

【医案举隅】

恐伤肾案　施沛然治吕孝廉沈仆,患惊悸三月,闻响则甚,遇夜则恐,恐甚则上屋逾垣,旋食旋饥,日唉饭无算。或谓心偏失神,用补心汤益甚。脉之,右关洪数无伦,两尺浮大,按之极濡。病得于酒且内,肾水枯竭,客热犯胃。《经》云:肾主恐。又曰:胃热亦令人恐。又曰:消谷则令人饥。又曰:足阳明病,闻木音则惕然而惊,甚则逾垣上屋。此病在胃与肾脾。心属火,是脾之母,补心则胃益实,火盛则水益涸,故药之而病反甚也。但病本在肾,而标在胃也。先治其标,用泻黄散,后治其本,用肾气丸。一病而寒热并用,补泻兼施。第服泻黄散三日,当不饥矣,服肾气丸十日,当不恐矣。已而果然。

(《续名医类案·卷二十一·惊悸》)

按:本案以惊恐、多食为主症,初从惊者伤心入手,投以补心汤无效。后据关、尺之脉象,辨为病在胃与肾脾,病本在肾、病标在胃,遂获捷效。本案也解释了临床脉诊的重要性。

第三节　肾与其他脏腑的关系

一、肾与心

【经文辑录】

心合脉也,其荣色也,其主肾也。

《素问·五脏生成篇第十》

君火以明,相火以位。

《素问·天元纪大论篇第六十六》

相火之下,水气承之……**君火**之下,阴精承之。

《素问·六微旨大论篇第六十八》

肾足少阴之脉……其支者,从肺出络**心**,注胸中。

《灵枢·经脉第十》

【阐释与发挥】

心与肾,其位分居上下焦,而同为少阴经所属,经络循行路线上心肾互相交通。《灵枢·经脉》云:"肾足少阴之脉,起于小指之下,邪走足心,出于然谷之下,循内踝之后,别入跟中,以上腨内,出腘内廉,上股内后廉,贯脊,属肾,络膀胱;其直者,从肾上贯肝膈,入肺中,循喉咙,挟舌本;其支者,从肺出络心,注胸中。""足少阴之别,名曰大钟,当踝后绕跟,别走太阳;其别者,并经上走于心包,下外贯腰脊。"《灵枢·经别》曰:"足少阴之正,至腘中,别走太阳而合,上至肾,当十四椎,出属带脉;直者,系舌本,复出于项,合于太阳,此为一合。"足少阴肾经络心,其经别布心,夹舌本,舌为心之苗,肾阴可靠元阳温煦气化,通过经脉上升至心。唐容川《中西汇通医经精义》云:"足少阴肾,其支出入心,以见心肾相交坎离互济之易耳。"

手少阴心经循行上看不出心、肾有直接联系,但手少阴之脉从心系上肺,足少阴之脉入肺中,心、肾两脉在肺中呼吸升降清浊交换时,则心肾水火阴阳得以交流。此外心、肾通过营气的运行相联相通。如《灵枢·营气》谓人的营气从手太阴开始至足厥阴而终,其间"上行注肾,从肾注心。"心、肾二经亦可通过耳互相联系沟通,如孙思邈《千金方·卷十三》曰:"心气通于舌,舌非窍也,其通于窍者,寄见于耳,左耳丙,右耳丁,循环炎宫,上出唇口知味,荣华于耳。"

心与肾的关系,中医学常称之为心肾相交,其生理意义有三:

一是心神肾精相互为用。心藏神为人体生命活动的主宰,肾藏精为人体生命活动的根本。肾藏精舍神,精能生髓,髓上聚于脑养神。精为神之宅,神为精之象,精是神的物质基础,神是精的外在表现,二者相互为用,精神相依。《素问·灵兰秘典论篇》云:"水之精为志,火之精为神。"戴思恭《推求师意·卷之上》曰:"心以神为主,阳为用。肾以志为主,阴为用。阳则气也,火也;阴则精也,水也。及乎水火既济,全在阴精上承,以安其神;阳气下藏,以定其志。"二是君火命火相得益彰。《黄帝内经》"君火以明,相火以位"原指岁时元气的推移,后世医家用此说明人身之火,如莫枚士《研经言》指出:"五脏既皆有火,除心为君外,于分皆为相。"张景岳在《景岳全书》指出:"相火寄在命门。"何梦瑶《医碥》指出:"火根于肾,而属诸心。"心主君火,肾主命火,君火在上为阳气之用,命火在下为阳气之根。君火为命火之统率,命火为君火之根基。人体五脏六腑组织结构的正常功能活动,一靠君火统率,二靠命火的温煦激发。三是心火肾水相互制约。《素问·阴阳应象大论篇》:"心为火脏,肾为水脏。心为阳中之阳,肾为阴中之阴。"而心居胸中属阳,在五行属火,肾在腹中属阴,在五行属水。心与肾的关系即上下阴阳水火的关系。生理状态下,心火下降于肾,与肾阳共同温煦肾阴,使肾水不寒;肾水上济于心,使心火不亢。其中,水火升降是心肾相交之根本。中医认为升降出入是人体气化功能的基本形式,是脏腑经络、阴阳气血矛盾运动的基本过程。《素问·六微旨大论篇》云:"气之升降,天地之更用也。""出入废则神机化灭,升降息则气立孤危。故非出入,则无以生长壮老已;非升降,则无以生长化收藏。是以升降出入,无器不有。"心火与肾水正是通过气的升降运动来完成"坎离交妒,龙虎回环"的生理过程。心主血脉,为火为离,两阳爻夹一阴爻,寓阳中有阴。心主血脉是指心脏有推动血液沿着脉道运行全身的功能,属阳。而心脏的功能活动需阴血的滋养方能正常进行,正应离之哲理。肾为水脏,主水,其卦为坎,两阴爻夹一阳爻,寓阴中有阳,为人体之元阴元阳。就肾脏的功能来说,其主宰人体水液代谢有赖于阳气(肾中真阳)的蒸腾推动,与坎之卦象相吻合。在正常情况下,坎水之真阳发,蒸腾真水上升,使在上之离(心)火得济而下交于肾。正如明周慎斋在《慎斋遗书》中所说:"心肾相交,全凭升降。而心气之降,由于肾气之升,肾气之升又因心气之降。盖因水中有真阳,故水亦随阳而升至于心,则生心中之火……火中有真阴,故火亦随阴而降至于肾,则生肾之水。升降者水火,其所以使之升降者,水火中真阴真阳也。"《医原》也阐述得非常明白,云:"或曰心属火,火性炎上,如何下降?肾属水,水性就下,如何上升?曰:心属火,而心中有血,是火中有真阴,故心火随真阴下降,以交于肾水,肾属水,而肾中有气,是水中有真阳,故肾水随真阳上升,以交心火。"

总之,心肾相交是心肾的精神、气血、水火之间相互资助,相互制约,共同维持心肾阴阳的动态平衡。如此则水火既济,阴阳合调,天地感而万物化生。正如《中藏经》所言:"火来坎户,水到离局,阴阳相应,方乃和平。"

【医案举隅】

心肾不交案　西郭内陈庄姜明远之内人,操劳过度,心肾不交,得游魂证,每夜不能闭目,交睫即游魂出舍。或操作女红,或务农田野,醒来劳苦不堪,通身是汗。由此饮食减少,形体日削,求神拜佛,觋巫并至,毫无功效。迎余往诊,心脉微数代散,肾脉虚细。此乃肾水不能上潮,心火不能下降,坎离不交,水火未济,古人云:"水升火降,须赖黄婆转运。"遂用二交汤加减治之,服一帖略有效验,二帖后病去二三。原方稍为变动,共服十帖,通宵熟睡,神志安宁,诸恙皆瘳。二交汤:熟地18克,茯苓12克,丹皮6克,泽泻6克,山药10克,山萸肉6克,茯神10克,辰砂6克,菖蒲10克,黄连3克,白术10克,龙齿10克,炙远志6克,天竺黄10克,寸冬10克,炙甘草6克,水煎服。

(《湖岳村叟医案·虚证门》)

按:坎离不交,则神不宁舍,治宜交通心肾。妙在兼补脾土,藉黄婆之转运,不惟法高,方亦精湛,是都从经文中得来。

二、肾与肝

【经文辑录】

肾生骨髓,髓生肝。

《素问·阴阳应象大论篇第五》

足少阴之脉……其直者,从肾上贯肝膈。

《灵枢·经脉第十》

【阐释与发挥】

根据天干配属五行,甲乙属木,壬癸属水。肝为乙木,肾为癸水,故肾和肝的关系,张景岳在《质疑录》用"乙癸同源"来概括。从《黄帝内经》原文来看,肾与肝的联系主要通过经络联系和精血互生来实现。

肾和肝的关系主要体现在肝肾精血互生,亦称精血同源。足少阴肾之经脉可以上贯肝膈,加强了肝、肾两脏的联系。肾在五行属水,肝在五行属木,水能生木,故肾能生肝。再则,肾主藏精,肝主藏血,肾精、肝血均来源于脾胃运化所产生的水谷精微。肾精、肝血二者相互充养,荣损于共。故《张氏医通·诸血门》:"气不耗,归精于肾而为精;精不泄,归精于肝而化清血。"

肾和肝的关系还体现在肝肾疏泄封藏互用。肝主疏泄,肾司封藏,二者相互为用、相互调节。肝之疏泄，可使肾之封藏开合有度；肾之封藏，可制约肝之疏泄太过，二者共同调节男子排精和女子月经。故《格致余论·阳有余阴不足论》："主闭藏者肾也，司疏泄者肝也。"

肾和肝的关系还体现在肝肾阴阳互资互制。肾阴为一身阴液之根本，肾阴充足可滋养肝阴，涵养肝阳。故石寿棠《医原》指出："肾中真阴之气，即因肾阳蒸运，上通各脏腑之阴。阳助阴生，以养肝木，则木气敷荣，血充而气畅矣。"《临证指南医案》："肝为风木之脏，因有相火内寄，体阴用阳，其性刚，主动主用，全赖肾水以涵之……则刚劲之质得为柔和之体，遂其条达畅茂之性。"

肝、肾同司相火。朱丹溪指出肝、肾"二脏皆有相火"。一般认为寄寓于肾之相火，称为"龙火"；寄寓于肝之相火，称为"雷火"。喻嘉言曾在《医门法律》中明确提出"龙雷之火"论，他说："阴邪旺一分，则龙雷火高一分，譬如盛夏之日，阴霾四布则龙雷奔腾，离照当空则群阴消散。"郑钦安也在《医理真传》的《坎卦解》一篇中用坎卦的一阳寓于二阴之中来说明此问题，按郑氏之意，水涨则龙飞，在人体阴盛一分则浮阳外扰一分，听起来十分在理。"龙归海底，必无迅发之雷；但使雷藏泽中，必无飞腾之龙。"而对于龙雷之火属阴虚之火还是阳虚之火，医家们尚存争议，如朱丹溪、唐宗海认为属阴虚之火。张景岳、李用粹则认为是阳虚之火。

【医案举隅】

水不涵木案　高鼓峰治一妇人胃痛，勺水不入，寒热往来。或从火治，用芩、连、栀、柏，或从寒治，用姜、桂、茱萸。辗转月余，形体羸瘦，六脉弦数，几于毙矣。高曰：此肝痛也，非胃脘也。其病起于郁结生火，阴血受伤，肝肾枯干，燥迫成痛（色欲之人，尤多此病）。医复投以苦寒辛热之剂，胃脘重伤，其能瘳乎？急以滋肾生肝饮与之，一昼夜尽三大剂，五鼓熟寐，次日痛定。再用加味归脾汤加麦冬、五味，十余剂而愈。

（《续名医类案卷·十八·心胃痛》）

按：此病外间多用四磨、五香、六郁、逍遥，新病亦效，久服则杀人矣。又用肉桂亦效，以木得桂而枯也。屡发屡服，则肝血燥竭，少壮者多成劳，衰弱者多发厥而死，不可不知。

三、肾与肺

【经文辑录】

肺生皮毛,皮毛生肾。

《素问·阴阳应象大论篇第五》

肾者至阴也,至阳者盛水也,肺者太阴也,少阴者冬脉也。故其本在肾,其末在肺,皆积水也。

《素问·水热穴论篇第六十一》

二阴至肺,其气归膀胱,外连脾胃。

《素问·阴阳类论篇第七十九》

肾合膀胱,膀胱者津液之腑也,少阳属肾,肾上连肺,故将两脏。

《灵枢·本输第二》

肾足少阴之脉,其直者,从肾上贯肝膈,入肺中,循喉咙,挟舌本;其支者,从肺出络心,注胸中。

《灵枢·经脉第十》

【阐释与发挥】

肾和肺的关系,首先表现在通过经脉的联系共同参与水液代谢的调节。足少阴肾的经脉可以上入肺中,通过肾的气化,水液上输于肺,肺才能通调水道,下输膀胱。李士材在《内经知要》中指出:"三焦为中渎之府,膀胱为津液之府,肾以水脏而领水府,故肾得兼将两脏。"对于肾肺两脏,章虚谷在《医门棒喝》喻之为"如盖如底";高士宗把二者的关系比喻为"如水如天";《医学真传》:"肺,天也;肾,水也,天体不连地而连水。""肾为水脏,和膀胱水府,随太阳之气,出皮毛以合肺。肺者天也,水天一气,运行不息。"肾为主水之脏,津液通过肾的蒸腾气化,可升清于肺。肺为水之上源,可以通调水道,将浊液下输膀胱而形成尿液,二者共同参与水液的输布和排泄。故《素问·水热穴论篇》:"其本在肾,其末在肺。"

肾和肺的第二层关系为阴液互生的母子关系。肾为肺之子,肺为肾之子。肾在五行属水,肺在五行属金。根据五行相生规律,金能生水,故《素问·阴阳应象大论篇》"肺生皮毛,皮毛生肾"。《难经·十八难》也指出:"手太阴阳明金也,足少阴太阳水也,金生水,水流下行。"而水能生金,可能受到了命门学说的影响。

049

命门学说认为肾阴为真阴、真水、元阴。肾阴充足则五脏之阴得以滋养,这自然也包括了肺阴。故赵养葵指出:"世人皆曰金生水,而余独曰水生金……盖人肺金之气夜卧则归藏于肾水之中。"尤在泾《医学读书记》指出:"金水有相涵之益……不特金能生水,而水亦生金,水之生金,如珠之在渊。"因此雷少逸在《时病论》中提出了"金水互生"的治疗方法,其理论即源于肺肾的阴液互生。肾阴充足,循经上润于肺,则肺气清宁。肺阴充足,输精于肾,则肾阴充盛。

肺和肾的第三层关系体现在呼吸运动的相互协调。《黄帝内经》虽未明确提出肾主纳气的理论,但多次提及肾和呼吸有关。《难经·四难》指出:"呼出心与肺,吸入肾与肝。"《仁斋直指方论》:"肺出气也,肾纳气也。肺为气之主,肾为气之本。"在此基础上,《景岳全书·杂证谟》提出:"肺为气之主,肾为气之根。"肺为主气之脏,吸入自然界清气;肾位在下,摄纳肺所吸入自然界之清气。肺、肾共同参与呼吸运动,维持呼吸调匀。

【医案举隅】

金水相生案　张路玉治汤刑部,年八十二,痰中见血,服诸宁咳止血药不应。脉得气口扦大,两尺微紧,面色微黄,屡咳痰不得出,咳甚方有黄色黏痰,此精、气、神三者并亏,兼伤于热,耗其津液而咳动肺胃之血也。因其平时多火,不受温补,遂以六味丸合生脉散,加葳蕤煎膏服之,取金水相生,源流俱泽,不必用痰血药,而痰血自除也。

(《续名医类案·卷十二·吐血》)

按:该患者年事已高,且平素多火,肾阴不足,虚火灼津,动血而吐血,治当滋阴清热,故以六味丸滋肾阴,生脉散敛肺津,并以葳蕤煎清胃热,令阴液得复,虚火退去,痰血自除。

四、肾与脾

【经文辑录】

肾之合骨也,其荣发也,其主脾也。

《素问·五脏生成篇第十》

肾者,胃之关也。关门不利,故聚水而从其类也。上下溢于皮肤,故为胕肿。

《素问·水热穴论篇第六十一》

胃者,五脏六腑之海也,水谷皆入于胃,五脏六腑皆禀气于胃。

《灵枢·五味第五十六》

【阐释与发挥】

肾为先天之本,脾为后天之本。肾和脾的关系主要体现在先后天相互资生和水液代谢两个方面。

先后天相互资生:脾主运化,为后天之本,气血生化之源;肾藏精,为先天之本,主人体的生长发育与生殖。故《医经精义·下卷》:"脾肾二者,一主先天,一主后天,为人身之本也。"《傅青主女科·妊娠》:"脾为后天,肾为先天,脾非先天之气不能化,肾非后天之气不能生。"脾的运化必须依赖肾阳的温煦蒸腾,才能健运;肾中精气,有赖脾运化的水谷精微的补充,才能充盛。《医门棒喝》指出:"脾胃之能生化者,实由肾中阳气之鼓舞。而元阳以固密为贵,其所以能固密者,又赖脾胃生化阴精以涵育耳。"

水液代谢方面:肾为主水之脏,总司全身水液的气化;脾主运化水液,为津液代谢的枢纽。脾的运化水液需要肾阳的蒸腾,肾的气化水液需要脾气运化的配合。肾和脾的联系还可以从五行来解释。肾属水,脾属土。水能生土,柯韵伯曰:"人知火能生土,而不知水能生土;知土为水仇,而不知水为土母。"《王九峰医案》更指出:"脾阴赖肾水以濡润。"土能克水,故《黄帝内经》曰:"肾……其主脾也。"《圣济总录》:"肾水也,脾土制之,水乃下行。"罗东逸还进一步指出土能制水的另一层涵义是涵育和封藏肾气,《内经博议》曰:"土为肾主……水……生于天,而涵于土,故源泉不竭,而泛滥无虞,是土能制水,正土能养水也。知乎此,则知肾之所以能蛰藏者,固非土莫主也。由是言之……滋肾者在于葆脾。"

【医案举隅】

脾肾两虚案 汪舜赓翁令爱水肿,色白肤嫩,肾气不充,数月病魔,脾元又困,诸医调治,病势日增,请求其本而论治焉。《经》言诸湿肿满,皆属于脾。曩服五苓、五皮,非无所据,但肾为胃关,关门不利,故聚水而从其类。仲师主用肾气丸,即此意也。若谓童年精气未泄,补之不宜,然治标不应,理应求本,所谓有者求之,无者求之是已。夫水流湿,火就燥,二阳结,谓之消。三阴结,谓之水。消者患其有火,水者患其无火。且水病虽出三阴,而其权尤重于肾。肾居水脏而火寓焉,此火者,真火也,天非此火不能生物,人非此水不能有生。即膀胱津液藏焉,亦必由命门气化而出。华元化曰:肾气壮则水还于肾,肾气虚则水散于皮。前服肾气丸颇应,日来饮食不节,病复再投不效。考诸《己任编》云:此病单用肾气丸不效,单用补中益气汤亦不效,须用补中益气汤,吞《金匮》肾气丸。谨宗其旨。

(《程杏轩医案》)

按:《景岳全书·肿胀》曰:"凡水肿等证,乃脾、肺、肾三脏相干之病。盖水为至阴,故其本在肾;水化于气,故其标在肺;水惟畏土,故其制在脾。"本案水肿为典型的脾肾两虚证,故单纯补脾或单纯补肾,均不能获效,只有脾肾双补,方能收功。本案所采用的补中益气汤吞金匮肾气丸法,值得学习。

五、肾与膀胱

【经文辑录】

膀胱者,州都之官,津液藏焉,气化则能出矣。

《素问·灵兰秘典篇第八》

水泉不止者,是**膀胱**不藏也。

《素问·脉要精微论篇第十七》

膀胱不利为癃,不约为遗溺。

《素问·宣明五气篇第二十三》

肾咳不已,则**膀胱**受之,膀胱咳状,咳而遗溺。

《素问·咳论篇第三十八》

肾合**膀胱**,膀胱者津液之府也。

《灵枢·本输第二》

天暑衣厚则腠理闭,故汗出……天寒则腠理闭,气涩不行,水下流于**膀胱**,则为溺与气。

《灵枢·五癃津液别第三十六》

肾合三焦**膀胱**,三焦膀胱者,腠理毫毛其应。

《灵枢·本脏第四十七》

【阐释与发挥】

依据中医的脏腑表里关系,肾与膀胱互为表里。在经络循行上足少阴肾经属肾络膀胱,而足太阳膀胱经则属膀胱络肾,二者构成表里相合关系,故《黄帝内经》指出"肾合膀胱"。其后《难经·三十五难》有:"膀胱者肾之府。"《诸病源候论》曰:"膀胱为府主表,肾为脏主里。"膀胱的功能主要是贮尿和排尿,而这主要依赖于肾阳的蒸腾气化作用。肾气充足,气化正常,固摄有权,则膀胱开合有度,尿液可以正常排泄。膀胱中的津液除了可以蒸腾气化为尿液以外,一部分还可以气化为汗液,故《灵枢·五癃津液别》谓:"水下流于膀胱,则为溺与气。"周学海在《读医随笔》中指出:"汗与小便……皆可以津液名之。""膀胱气化则能出汗,故仲景发汗取之太阳。"唐宗海在《中西汇通医经精义》中指出:"肾中之阳,蒸动膀胱之水,于是水中之气,上升则为津液,气著于物,仍化为水,气出皮毛为汗,气出口鼻为涕为唾,游溢脏腑内外则统名津液,实由肾阳蒸于下,膀胱之水化而上行。"

《黄帝内经》原文还提到了肾合三焦,孙思邈根据《难经》"左肾为肾,右肾为命门"在《备急千金要方》提出了"左肾合膀胱,右肾合三焦"。

【医案举隅】

膀胱蓄水案　一程姓病人,症见高热口渴,谵语不眠,小便短赤,脉浮洪大。连给大剂人参白虎汤 3 剂,不但症状无减,口渴反而增剧。我素尊家训(家父曾谓:伤寒方治病效若桴鼓,但用之不当,祸亦不浅。凡伤寒用药逾 3 剂而病不减者,就要退让高明,万勿固执已见,贻误病人。先祖有"伤寒不过三"遗训),因此向病家告辞,请其改延他医。可是病家苦苦挽留,诚恳之情又使我难以推却,正踌躇间,恰病者邻居程某来访,谓:他不知医理,但闻乡前辈某曾治一病人,口渴喜热饮,后用桂、附之类取效云云。我猛然大悟,急问病者,喜热饮否? 答道:喜热饮,虽至手不可近,亦一饮而尽。再细察其舌,质红无苔而滑。因思:脉浮洪大,发热,虽似白虎汤证,但口渴喜热饮实非白虎汤所宜。此乃无根之火上浮,故口渴喜热,舌红而滑;虚火扰及神明,故谵语;火不归位,膀胱气化失职,故小便短赤。当按膀胱蓄水证治之,遂用五苓散改汤剂,桂枝改肉桂以引火归原(每剂用肉桂八分研末,分 2 次冲服)。仅 2 剂,热退口和,小便清利。后调理半个月复元。

(《伤寒论汇要分析》)

按:本案辨证要点为渴喜热饮、舌滑,为太阳膀胱蓄水,津不上承所致,故治以五苓散化气行水。五苓散是经方中渗利小便的代表方,其方性虽平和,但利小便的功能较强,尤其肉、桂具有通阳利小便、促进膀胱气化功能的作用,临证凡小便不利、腰以下肿,或头面肿、四肢肿,属膀胱气化功能障碍者,皆可取用之。

六、肾与胞宫、精室

【经文辑录】

女子七岁,**肾气盛**,齿更发长;二七而天癸至,任脉通,太冲脉盛,月事以时下,故有子;三七,肾气平均,故真牙生而长极;四七,筋骨坚,发长极,身体盛壮;五七,阳明脉衰,面始焦,发始堕;六七,三阳脉衰于上,面皆焦,发始白;七七,任脉虚,太冲脉衰少,天癸竭,地道不通,故形坏而无子也。丈夫八岁,肾气实,发长齿更;二八,**肾气盛**,天癸至,精气溢泻,阴阳和,故能有子;三八,肾气平均,筋骨劲强,故真牙生而长极;四八,筋骨隆盛,肌肉满壮;五八,**肾气衰**,发堕齿槁;六八,阳气衰竭于上,面焦,发鬓颁白;七八,肝气衰,筋不能动,天癸竭,精少,**肾藏衰**,形体皆极;八八,则齿发去。

《素问·上古天真论篇第一》

黄帝问曰:人有重身,九月而喑,此为何也? 岐伯对曰:胞之络脉绝也。帝曰:何以言之? 岐伯曰:胞络者,系于肾;少阴之脉,贯肾系舌本,故不能言。

《素问·奇病论篇第四十七》

【阐释与发挥】

女子胞为奇恒之腑之一,简称为胞,《黄帝内经》中有"胞脉""胞络""胞中"等称谓。女子胞与肾的关系,《黄帝内经》明确指出:"胞络者系于肾。"《难经》言左肾为肾、右肾为命门后,进一步提出"谓肾有两脏者,其左为肾,右为命门。命门者,谓精神之所舍也。男子以藏精,女子以系胞,其气与肾通"。其后李东垣指出:"夫胞者……一名命门。"故在中医有"命门即胞门"之说。《黄帝内经素问吴注·卷十三》有:"胞,精室也,胞之脉络于肾,肾之脉挟舌本。"《类经·卷十六》曰:"胞,即子宫也,男女皆有之;在男谓之精室,在女谓之血海。"唐容川《中西汇通医经精义》曰"女子胞名血海,名子宫,以其行经孕子也。男子之胞名丹田,名气海,名精室,以其为呼吸之根,藏精之所也",二者的不同在于,"女子以血为主,则水从血化而为经;男子以气为主,则血从水化而为精"。因此,我们认为,胞有广义、狭义之分。狭义即指子宫,广义包括女子之胞(子宫、血海）、男子之胞（精室、气海）。而今日有学者基于解剖学知识认为精囊、外肾为精室并非古代医学原意。

因"胞络者系于肾"，故肾气与胞络相通。女子之胞，乃气血交会、受孕成胎之所，男子之胞，乃藏精、化精之处，二者皆以肾中天一之水为本。肾精充盛，月事以时下，精气溢泻，阴阳合而有子。二者不同在于，女子以血为主，则水从血化而为经；男子以气为主，则水从气化而为精。因此，胞之为病从肾论治具有十分充足的理论依据。

【医案举隅】

肾虚无子案　吴孚先治蔡孝廉，年已五旬，苦乏嗣，遍求种子方备尝，十载无一验。诊得右尺甚旺，真火本自不衰，惟左尺虚弱，乃真水干涸也。宜补阴配阳，与六味地黄丸加元武胶。越二年，果得一子。

（《续名医类案·卷二十三·求子》）

按：男子之胞以气为主，其"血从水化而为精"，若肾水不足，精血失养，生殖之精无法化生，故而无子。临床男子不育虽常见肾阳亏虚之证，然本案患者即为真火不衰，肾阴不足所致的无子，因此临床诊治，需跳出"常见""经验"的固化思维，惟辨清根本，对症下药，方能祛除病症。

第四节　肾与经脉循行

一、肾与十二经脉

【经文辑录】

少阴之上，名曰太阳，太阳根起于至阴，结于命门，名曰阳中之阳。

《素问·阴阳离合论篇第六》

肾足少阴之脉，起于小趾之下，邪走足心，出于然谷之下，循内踝之后，别入跟中，以上腨内，出腘内廉，上股内后廉，贯脊，属肾，络膀胱；其直者，从肾上贯肝膈，入肺中，循喉咙，挟舌本；其支者，从肺出络心，注胸中。

《灵枢·经脉第十》

足少阴之别，名曰大钟。当踝后绕跟，别走太阳；其别者，并经上走于心包,下外贯腰脊。

《灵枢·经脉第十》

足少阴之正,至腘中,别走太阳而合,上至肾,当十四椎,出属带脉;直者系舌本,复出于项,合于太阳。

《灵枢·经别第十一》

足太阳循脊,下尻,下行注小趾之端,循足心,注**足少阴**;上行注肾,从肾注心,外散于胸中。

《灵枢·营气第十六》

【阐释与发挥】

1. 肾为十二经之根 肾间动气,乃生气之源,元气之根本,能够激发五脏六腑的生理活动,推动十二经脉的气血运行,纳气司呼吸,推动三焦中气血、水液的输布,同时具有抵御外邪入侵之功,是维持人体正常生命活动的根本动力。

2. 足少阴肾经与足太阳膀胱经关系密切 足少阴肾经与足太阳膀胱经两经相交于足小趾端,足太阳者,"循脊,下尻,下行注小趾之端",足少阴则"起于小趾之下";足少阴之脉,"属肾,络膀胱",又"别走太阳而合",而足太阳膀胱经亦"上行注肾"。在经络循行上二者直接相连,气血流注互相影响,故生理功能上亦关系密切。在表里关系上,肾与膀胱相互络属,共同参与水液代谢等生理活动。

3. 足少阴肾经与其他脏腑经络间的联系 足少阴肾经"从肺出络心""上行注肾,从肾注心外,散于胸中",可见肾经与心经之间相互关联;肾经又"循喉咙,挟舌本",心在窍为舌,进一步说明心、肾关系的密切,为"心肾相交"理论提供经络依据。另外,足少阴肾经"其直者,从肾上贯肝膈",又"并太阴之筋而上,循阴股,结于阴器",足厥阴肝经"上循阴股,结于阴器,络诸筋",二者相会于三阴交,且肾之募穴——京门穴隶属足少阳胆经,沟通足少阳胆经与足少阴肾经,肝、胆之间又互为表里,因此肝、胆的生理功能亦与肾脏相关。此外,肾经"入肺中""肾上连肺""上走于心包下,外贯腰脊",可见足少阴肾经与其他脏腑经络之间亦联系密切,气血运行直接相通,为其相关的生理功能理论提供经络基础。

【医案举隅】

心肾不交案　张某,女,35 岁,2006 年 5 月初诊。患者口腔反复溃疡 2 年,再发加重 1 周。症见患者口唇内、两颊内等部位散在数个溃疡,周围微红、微肿,有少量脓性分泌物,伴腰膝酸软、失眠,舌红少苔、脉细数。证属肾阴不足,虚火上炎。治宜滋阴、补肾、降火,方以知柏地黄汤加减：知母 6 克,黄柏 6 克,生地黄 20 克,麦冬 10 克,玄参 15 克,山茱萸 10 克,牛膝 10 克,茯苓 10 克,泽泻 10 克,怀山药 15 克,甘草 6 克。水煎服,日 1 剂。5 剂病愈大半,继服 7 剂而痊。

(《步入中医之门 2——被淡忘的经络辨证》)

按:"肾足少阴之脉……入肺中,循喉咙,挟舌本",该患者患病日久,肾阴亏虚,水不济火,虚火上炎,循经上犯口舌,令口腔溃疡反复;肾阴不足,濡养腰膝不能,则腰酸膝软;阴不济阳,虚火上扰心神而失眠;阴虚生火,耗损津液,故舌红少苔,脉细数。治以滋肾降火为法,方予知柏地黄汤加减,方中重用生地黄滋阴补肾,清热生津,为君药;臣以山茱萸滋肾补肝,茯苓、山药健脾补肾,泽泻渗湿泄浊;佐之知母、黄柏清热泻火,麦冬、玄参滋阴降火,牛膝滋补肝肾;使以甘草调和诸药,兼以清热补中。全方共奏滋补肾阴,清热降火之功,令肾阴得复,虚火得降,水火相济,病症自除。

二、肾与奇经八脉

【经文辑录】

任脉者,起于中极之下,以上毛际,循腹里上关元,至咽喉、上颐循面入目。冲脉者,起于气街,并少阴之经,挟脐上行,至胸中而散。

督脉者,起于少腹以下骨中央,女子入系廷孔。其孔,溺孔之端也,其络循阴器合篡间绕篡后,别绕臀至少阴,与巨阳中络者,合少阴上股内后廉,贯脊属肾,与太阳起于目内眦,上额交巅上,入络脑,还出别下项,循肩膊内,侠脊抵腰中,入循膂络肾。其男子循茎下至篡,与女子等。其少腹直上者,贯脐中央,上贯心入喉,上颐环唇,上系两目之下中央。

《素问·骨空论篇第六十》

三阴之所交结于脚也。踝上各一行、行六者,此肾脉之下行也,名曰太冲。

《素问·水热穴论篇第六十一》

足少阴之正,至腘中,别走太阳而合,上至肾,当十四椎,出属带脉。

《灵枢·经别第十一》

跷脉者，**少阴之别**，起于然骨（照海穴）之后。上内踝之上，直上循阴股，入阴，上循胸里入缺盆，上出人迎之前，入頄，属目内眦，合于太阳、阳跷而上行。

《灵枢·脉度第十七》

黄帝曰：**足少阴何因而动**？岐伯曰：冲脉者，十二经之海也，与少阴之大络，起于肾下，出于气街，循阴股内廉，邪入腘中，循胫骨内廉，并少阴之经，下入内踝之后，入足下；其别者，邪入踝，出属跗上，入大指之间，注诸络，以温足胫，此脉之常动也。

《灵枢·动输第六十二》

宦者去其宗筋，伤其冲脉，血泻不复，皮肤内结，唇口不荣，故须不生。其有天宦者，未尝被伤，不脱于血，然其须不生，其故何也？岐伯曰：此天之所不足也。其**任**冲不盛，宗筋不成，有气无血，唇口不荣，故须不生。

《灵枢·五音五味第六十五》

【阐释与发挥】

1. 八脉之气起于肾　从循行路线上看，奇经八脉大多从肾而起，如"跷脉者，少阴之别，起于然骨之后""足少阴之正……当十四椎出属带脉"等。而八脉之中，冲、任、督三脉更有"一源三岐"之说，与肾的关系最为密切。所谓"一源三岐"，"一源"指的就是"气街""胞中""肾下"，也就是五脏中的肾；"三岐"就是从肾而起的三条不同走向的经脉——冲、任、督，也就是说冲、任、督三脉中的气血均有赖于肾气的化生濡养。而带脉络腰而过，腰又为肾之府，带脉通过足少阴经从而与肾相联，得先天精气灌注充盈。因此，奇经八脉之气血运行从肾而来，肾为八脉之源。

2. 八脉功能与肾相关　肾为先天之本，主藏精纳气，全身阴阳皆赖其化生。督脉总督一身之阳，为"阳脉之海"，有赖于命门之火——肾阳的温养；冲脉为"血海"，任脉有"阴脉之海"一称，脉中气血皆需要肾精的滋养。此外，肾主男女发育生殖，任、冲、带与人体的生殖功能亦息息相关。如《素问·上古天真论篇》言"肾气盛……任脉通，太冲脉盛，月事以时下，故有子……任脉虚，太冲脉衰少，天癸竭，地道不通，故形坏而无子也"，可见女子生育妊娠与冲、任二脉的盛衰有着直接联系；另有宦者，肾系有损，则冲脉被伤，血不荣唇口，故不生须。此外，带脉络腰，约束诸经，其系胎之功亦得益于来自足少阴肾经的气血濡养。可见肾的生理活动，特别是生殖功能的推动，均有赖于八脉的运行输布。

【医案举隅】

带脉不固案　李某,女,30岁。1992年5月5日初诊。结婚1年,怀孕2个月,头目眩晕,肢酸神疲,腰胁酸痛,小腹坠胀,小溲频频,漏红数日,淋漓不净,舌质淡嫩,脉细无力。此乃带脉提系失职,肾气不固,形成胎漏。治以固带脉,益肾气。处方:党参15克,黄芪20克,当归身10克,黄芩10克,白术10克,杜仲15克,狗脊10克,川续断10克,芍药10克,苎麻根20克,南瓜蒂4枚。服4剂后,漏红已止,前方去苎麻根,增熟地黄、五味子各10克,续服4剂,小腹坠胀及腰酸均消失,足月妊娠后产一男婴。

（沈志强、程婉丽,《带脉为病临证治验》,江苏中医,1995）

按:带脉能够约束冲、任、督各脉,又主司女子带下,与生育关系密切。足少阴肾经"上至肾,当十四椎出属带脉",该患者怀孕后,肾气不足,带脉失荣,提系不能,冲任不固,故有胎漏、小腹坠胀;肾精亏虚,不能濡养机体,脑窍失养则头晕、神疲,躯干四肢失于荣养则肢酸、腰胁酸痛,并见舌质淡嫩、脉细无力;肾气不固,水道失司则小溲频频。治以补肾益气,强固带脉,方中党参、黄芪为君,补中益气,以固带脉;臣以当归、芍药养血和血,杜仲、狗脊、续断滋补肝肾;佐之黄芩、苎麻根止血安胎,白术健脾利水,南瓜蒂安胎。全方共奏补肾固带,止血安胎之功,故服4剂胎漏即止,后去止血之苎麻根,加熟地黄滋肾益精,五味子补肾收敛,令肾气得复,带脉强固,提系功能恢复正常,则胞胎安,诸症皆消。

第三章
肾病病因病机

第一节 肾病病因

一、风邪

【经文辑录】

北风生于冬,病在肾。

《素问·金匮真言论篇第四》

以冬壬癸中于邪者为肾风。

《素问·风论篇第四十二》

肾风之状,多汗恶风,面庞然浮肿,脊痛不能正立,其色炲,隐曲不利,诊在颐上,其色黑。

《素问·风论篇第四十二》

有病庞然如有水状,切其脉大紧,身无痛者,形不瘦,不能食,食少,名为何病?岐伯曰:病生在肾,名曰肾风,肾风而不能食,善惊,惊已,心气痿者死。

《素问·奇病论篇第四十七》

勇而劳甚则肾汗出,肾汗出逢于风,内不得入于脏腑,外不得越于皮肤,客于玄府,行于皮里,传为胕肿,本之于肾,名曰风水。

《素问·水热穴论篇第六十一》

风从北方来,名曰大刚风,其伤人也,内舍于肾,外在于骨与肩背之膂筋,其气主为寒也。

《灵枢·九宫八风第七十七》

【阐释与发挥】

风为阳邪,其性开泄,《素问·风论篇》曰:"风者,百病之长也。"风邪作为外感致病的主要病因,与肾系疾病有着密切的关系。一如《金匮真言论》指出:风邪致病,其病位在肾。《风论篇》更是强调了冬季肾阳式微,容易感受肾风之证。

风性轻扬升散,易袭上部。"高巅之上,惟风可到""伤于风者,上先受之",外感风邪后最先容易出现鼻塞、流涕、喷嚏、咽痒、咽痛、咳嗽等鼻咽部的症状。而临床治疗中发现,相当一部分慢性肾病蛋白尿患者并没有腰酸腰痛的症状,也无水肿表现,但多伴有咽痒,且患者的蛋白尿常因感冒而复发、加重,在处方中加用疏风药物后往往可收到意想不到的效果。从中医辨证角度看,咽痒可为风邪所致,蛋白尿因感冒而复发,亦可视作表证。任继学由此建立咽喉为表,肾脏为里,风邪由口鼻而入,下移于肾的"喉肾相关理论",指导慢性肾风的治疗。

风邪善行数变,陈以平认为由风邪为先导的疾病,发病急、传变快,如新月体性肾炎,进展迅速,短时间内出现一身悉肿,少尿、无尿甚至急性肾衰竭。《诸病源候论》云:"风邪入于少阴,则尿血。"风邪内伤肾络,血及精微物质溢出脉外,可见血尿和蛋白尿;狼疮性肾炎可出现全身多系统受累的表现。

此外,风邪与肾病之间的联系早在《黄帝内经》中就有"肾风"一名,《素问·奇病论篇》曰:"有病庞然如有水状,切其脉大紧,身无痛者,形不瘦,不能食,食少,名为何病?岐伯曰:病生在肾,名为肾风。"《素问·风论篇》中描述了肾风的症状:"肾风之状,多汗恶风,面庞然浮肿。脊痛不能正立,其色焰,隐曲不利,诊在颐上,其色黑。"《伤寒论》(桂林古本)还给出了治疗本病的具体方证:"风为百病之长……中于项,则下太阳,甚则入肾……风病,面浮肿,脊痛不能正立,隐曲不利,甚则骨痿,脉沉而弦,此风邪乘肾也,柴胡桂枝汤主之。"因此,临床上见慢性肾炎(即肾风)导致的蛋白尿,伴有水肿(肾主水)症状的,当从肾从风论治。

关于风与肾之间的联络,《黄帝内经》中还指出肾虚风邪侵袭是导致风水病的重要因素。《素问·水热穴论篇》曰:"勇而劳甚则肾汗出,肾汗出逢于风,内不得入于藏府,外不得越于皮肤,客于玄府,行于皮里,传为胕肿,本之于肾,名曰风水。"《景岳全书》谓:"凡外感风毒,邪留肌腠,蕴于局部,则化为疮痍,扰于血脉……若失于及时清毒疏散,则风毒经血脉流入肾体,灼伤肾脉,损伤肾脏,气化不利,水湿内停……凡外感毒风,邪留肌腠,则亦忽然浮肿。"国医大师颜德馨亦提出:"水无风则平静而澈,遇风则风起浊泛,慢性肾炎蛋白尿缠绵不解,祸根往往为风邪作祟。"因此,笔者认为,风性开泄,或者风邪内侵,鼓动激荡,均会导致精微不固、蛋白外泄,这可能是从风论治蛋白尿更为合理的解释。

【医案举隅】

肾精亏虚,风邪外袭案 一人水肿,因起于房劳,汗出于肾,逢于风,内不入脏腑,外不得越皮肤,客玄府,行肌肉,传跗肿,脉浮,恶风,肾之病也。理宜滋肾散风,用四物汤加荆芥、防风、羌活、柴胡、防己之类,不宜做脾虚湿肿治,用参、术与利水之剂,恐愈使风邪下陷也。

(《大方医验大成·秦景明》)

按:房劳之后,肾精不足,风邪袭之,腠理闭塞,邪不得出,行于肌肉而作肿。治以四物汤滋养精血,加荆芥、防风、羌活、柴胡、防己之类祛风解表,渗湿利水。全方共奏解表疏风,养血益精之功。

二、寒邪

【经文辑录】

逆冬气,则少阴不藏,肾气独沉。

《素问·四气调神大论篇第二》

冬伤于寒,春必温病。

《素问·阴阳应象大论篇第五》

诸寒收引,皆属于肾……诸病水液澄澈清冷,皆属于寒。

《素问·至真要大论篇第七十四》

冬伤于寒,春生瘅热。

《灵枢·论疾诊尺篇第七十四》

【阐释与发挥】

寒为冬令的主气,肾应冬,为寒水之脏。根据同气相求理论,本气自胜必自伤,故寒邪极易伤肾。故陈无择在《三因极一病证方论》指出:"寒喜中肾。"

寒为阴邪,易伤阳气。寒邪侵入人体,伤及肾脏,容易导致肾阳的损伤。而肾阳虚衰患者因抵御外邪能力下降,易于外感寒邪而致病。外寒侵于肾,

《伤寒论》谓之寒邪直中少阴：寒邪中于少阴之表，可见"少阴病始得之，反发热，脉沉"，寒邪直中于里可见恶寒踡卧、吐利厥逆、脐腹疼痛、脉微而细等。张璐在《张氏医通》曰："厥冷不省者，此真阳大虚，寒邪斩关直入之候。"肾阳亏虚，气化失常，可见水肿、尿少等症。故《风劳臌膈四大症治》指出："命门火衰，既不能自制阴水，又不能温养脾土，则阴不从阳，而精化为水，故水肿之症，多属火衰也。"

寒性凝滞而主痛。寒邪侵袭，气血凝滞不通则痛。《素问·举痛论篇》曰："寒气入经而稽迟，泣而不行，客于脉外则血少，客于脉中则气不通，故卒然而痛。"寒邪内侵，常可见腰腹疼痛。故《黄帝内经太素·卷第十五》："阳气盛热，阴气虚弱，肾受寒气，致令腰背痛如折。"《医学从众录·卷三》："脐下痛者，乃少阴水藏、太阳水府不得阳热之气易施化，致阴寒凝结而痛。"

寒主收引。收引即为收缩牵引之意。《黄帝内经素问注证发微·卷九》："诸寒收引，皆属于肾。言肾属水，水生寒，故诸寒证见，而收敛引急，皆属于肾也。"指出因肾在五行属水，水可生寒；因寒主受引，故肾与收引相关。《类经·卷二十六》："寒水用事，则病在骨，故为屈伸不利。"指出寒邪伤肾，可见四肢骨骼的屈伸不利、冷痹不仁。《医宗金鉴·伤寒心法要诀·卷三十六》曰："囊缩，谓外肾为寒收引缩入腹也，妇人则乳缩阴收也。"寒邪入侵，可致囊缩、乳缩、阴收等症。

慢性肾功能衰竭患者常见面色苍白、四肢不温、下肢水肿、大便稀溏、舌淡苔白等阳虚之象。以附子为代表的方剂如麻黄附子细辛汤、桂附地黄丸、济生肾气丸、大黄附子泻心汤等在慢性肾脏病中使用广泛。

《黄帝内经》对伏寒化热有如下论述，"冬伤于寒，春必温病"及"冬伤于寒，春生瘅热"，《素问·金匮真言论篇》云"夫精者，生之本也。故藏于精者，春不病温"等，故《时病论·卷之一·冬伤于寒春必病温》曰："冬伤于寒，春必病温；冬不藏精，春必病温。"《温热逢源·伏温从少阴初发证治》曰："《经》曰：冬伤于寒，春必病温。又曰：冬不藏精，春必病温。分而言之，则一言其邪之实，一言其正之虚。"指出肾精亏虚者，如果冬季伤于寒邪，严重者可即刻发为伤寒；轻微者，邪气可伏藏在肌肤，或伏藏在少阴，至春季阳气生发之时，或因外邪引发，触动伏邪，出现发热等温热病证。《黄帝内经》的这一观点，成为后世伏寒化温的理论渊薮。

【医案举隅】

寒束于表,水湿内停案 郭某,男,10岁。遍身浮肿,无汗而喘,胸腹胀满,形寒畏冷,口不渴而小便不利。尿检:蛋白(＋＋),红细胞(＋),白细胞(＋)。经某医院诊断为"慢性肾炎"。初诊:面色白,全身浮肿,咳嗽气喘,胸闷气短,无汗,苔薄白,脉沉细。此为寒束于表,正虚邪实,不能温化水湿所致。治宜温肾散寒,利水化湿。方拟消水圣愈汤加味:麻绒3克,桂枝6克,细辛2克,制附片6克(久煎),生姜3克,大枣5枚,知母6克,炒丑子3克,玉米须15克。3剂。二诊:附上方后,微汗出,小便增加,浮肿消退,咳喘好转,胃纳亦佳,苔薄质淡,脉沉迟。原方去丑子,加白术10克,大腹皮10克。6剂。后以健脾补肾之剂而收功。

(《湖南省老中医医案选·刘甫白》)

按:寒邪袭肾,肾阳被遏,温化水湿不能,泛溢全身作肿、水停胸胁作喘。方中麻绒、桂枝、细辛、生姜解表散寒,附子温补肾阳,牵牛子、玉米须利水消肿,辅之大枣、知母滋阴以制附子、麻黄之燥热。患儿脏腑娇嫩,水祛即停牵牛等峻药,加白术、大腹皮以健脾利水。

三、热(火)邪

【经文辑录】

肾热病者,先腰痛骺酸,苦渴数饮,身热。热争则项病而强,骺寒且酸,足下热,不欲言,其逆则项痛员员淡淡然。

《素问·刺热篇第三十二》

肾热者,色黑而齿槁。

《素问·痿论篇第四十四》

肾气热,则腰脊不举,骨枯而髓减,发为骨痿。

《素问·痿论篇第四十四》

有所远行劳倦,逢大热而渴,渴则阳气内伐,内伐则**热舍于肾**,肾者水脏也,今水不胜火,则骨枯而髓虚,故足不任身,发为骨痿。

《素问·痿论篇第四十四》

【阐释与发挥】

火热同气,皆为阳邪。从程度而言,热为火之渐,火为热之极。以形象而言,热为无形,火为可见。从临床症状范围而言,热多为全身性,火多为局限性。从来源讲,热多外感,火多内生。在六淫层面上,热虽未被列入,但六淫之火即为热邪,故《素问·至真要大论篇》曰"在天为热,在地为火",二者常可混称。

外感火热之邪,侵入人体,最易灼伤津液,出现阴虚津亏,甚者精血不足等。肾为少阴之脏,内寓真阴,故火热之邪日久,必致肾阴损伤。温热之邪初期,多影响上、中二焦。温热之邪久羁下焦,常可出现下焦肝肾不足的表现。乙癸同源,肝为风木之脏,有赖肾水滋养,方能调达养筋。热入下焦,肾阴不足,肝木失养,虚风内起,故见手足蠕动,眩晕欲仆等。故刘恒瑞在《经历杂论》指出邪热可伤及肾精:"若邪热久稽,伤及有形之质,始则内肾水亏,肺经精液干耗,口乏涎吐,继者胃汁上溢,胃中之汁反少,末后则骨髓干槁,真精亦耗。"《伤寒杂病论》303条指出:"少阴病,得之二三日以上,心中烦,不得卧者,黄连阿胶汤主之。"

肾主骨,火热之邪伤肾,常可出现腰痛、骨痿、骨痛、身重、耳聋、足下热、不欲言等症。《黄帝内经灵枢集注·卷五》曰:"肾为生气之原,热伤气,故身重。肾主骨,故骨病也。肾开窍于耳,肾气逆故耳聋。病在少阴,故欲寐也。"热邪下注,常可见小便赤涩、茎中作痛,甚者出现血尿等。《太平圣惠方·卷第九十二》:"肾主于水,水结则化为石,故肾为热所乘,热则成淋,其状小便茎中痛,尿不能卒出,时时小便,痛引膀胱,里急,甚则水道塞痛,令闷绝也。"

【医案举隅】

热毒内蕴案　病者某,病名:血淋阴肿,原因:热毒侵入血室,遗入膀胱。证候:小便涩痛,尿血,阴茎肿大,皮破水流。花柳科所谓下疳是也。诊断:毒侵血室,遗于膀胱,郁结不能渗泄故也。疗法:仿八正散之旨,清热渗湿,解毒行瘀。处方:萆薢三钱,栀子三钱,瞿麦三钱,车前子三钱,萹蓄三钱,升麻一钱,西大黄二钱,金银花二钱,生甘草梢一钱,琥珀末一钱(冲)。另用黄连末三钱,甘草末三钱,白蜜调搽。服四剂,肿消大半;再服四剂而愈。

(《全国名医验案类编·尹性初》)

按:《素问·至真要大论篇》言"诸痛痒疮,皆属于火""诸病胕肿,疼酸惊骇,皆属于火"。本案系火热之邪侵袭于肾,久则热毒入血,蕴结膀胱,水道不利,而有血淋、阴茎肿大诸症。治以萆薢利湿祛浊,栀子、大黄、琥珀清热泻火,瞿麦利水凉血,车前子、萹蓄利湿通淋,升麻、金银花、黄连清热解毒,甘草缓急止痛。全方共奏清热祛火,利水通淋之功。

四、湿邪

【经文辑录】

湿气大来,土之胜也,寒水受邪,肾病生焉。

《素问·至真要大论篇第七十四》

【阐释与发挥】

湿为长夏之主气。长夏多见湿邪,此外,久居湿地、涉水淋雨、过食生冷、汗出衣里等也常可导致湿邪为病。《难经·四十九难》曰:"久坐湿地,强力入水则伤肾,是肾经自病也。"指出了湿邪伤肾的常见致病路径。

湿属阴而类水,最易伤脾。因肾为少阴而主水,湿邪也极易侵犯肾脏而发病。故《此事难知·卷上》曰:"肾为水也,水流湿,故肾受之。《经》曰:伤于湿者,下先受之,同气相求也。"从同气相求的角度对湿邪伤肾的机制进行了解释。

而对于感受湿邪所致肾病的症状,经文并未明确指出。《金匮要略》中说:"肾着之病,其人身体重,腰中冷,如坐水中,形如水状,反不渴,小便自利,饮食如故,病属下焦,身劳汗出,衣里湿冷,久久得之,腰以下冷痛,身重如带五千钱。"指出湿邪伤肾可见肾着之典型病证。《诸病源候论·卷三》指出:"强力举重,久坐湿地伤肾,肾伤少精,腰背痛,厥逆下冷。"《黄帝内经灵枢集注·卷八》:"少腹满,腰椎重者,湿气下淫,而及于肾也。"《王氏医存·卷十》:"湿……郁于肾则腰酸阳痿。"《上池涓滴·卷之二》:"湿伤肾者,腰脚重,骨节酸疼也。"指出了湿邪伤肾的症状可见腰重、腰痛,骨节酸痛,乃至阳痿等。

湿邪常兼挟其他病邪,如风湿、寒湿、湿热等,侵及下焦而为病。"风者,百病之长也,至其变化乃生他病也。"风为百病之长,风湿常可相兼为病。《诸病源候论》正式提出肾"风湿"证,曰:"劳伤肾气,经络既虚,或因卧湿当风,而风湿乘虚搏于肾,肾经与血气相击而腰痛,故云风湿腰痛。"

寒湿相合,病及于肾最常见者当属肾着。尤在泾在《金匮要略心典》曰:"肾受冷湿,着而不去,则为肾着……然病不在肾之中脏,而在肾之外府,故其治法,不在温肾以散寒,而在培土以胜水。"指出寒湿伤肾,易损伤肾阳,阳气虚衰,气不化水,水液泛溢;阻遏气机,肾脏气机宣降失调,脉络不畅,且寒湿之邪缠绵难愈,反复发作,肾络瘀滞,功能失司,痿弱不用。《黄元御医书十一种》

曰:"肾着者,肾气痹着而凝沍也。水盛阴旺,故身体迟重,腰中寒冷,如坐水中。水浸经络,故形如水状,似乎浮肿。水旺土湿,故反不渴。水不在于脏腑,故小便白利,饮食如故。其病在肾,属于下焦。因身劳汗出,衣裹沾濡冷湿,冷湿之气,久久入腠理而浸经络,同气相感,故令肾气痹着,而成此病而肾着之病,即中寒所伤也。"

湿与热合,如油入面,湿热胶结,常常是下焦疾患的重要原因。湿热下注,常可出现淋浊、带下等症。《素问·至真要大论篇》指出:"水液浑浊,皆属于热。"唐代王冰在注释时进一步指出:"溲变者,水火相交,火淫于下也,而水脏水腑皆为病也。"吴昆《医方考》谓:"下焦之病,责于湿热。"又《宣明医论》曰:"湿气先伤人之阳气,阳气伤不能通调水道,如水道下流淤塞,上流泛溢必为水灾。"从三焦辨证的角度看,蛋白尿属下焦病变无疑,其患者常表现为小便浑浊、大量泡沫尿、尿比重高的症状,符合"湿性重浊""湿为阴邪,易袭阴位"的致病特点。另外蛋白尿容易反复发作,亦类似于"湿性黏滞,缠绵难愈",故临床可采用清化湿热的方法消除蛋白尿。

【医案举隅】

寒湿下注,痹着于肾案　刘某,女,37 岁。患腰部酸楚,兼见白带淋漓不端,其味臭秽难闻。切其脉沉缓无力,视其舌胖大而嫩。其人形体肥胖,气怯乏力,余辨此证为寒湿下注,痹着于肾,属于《金匮要略》的肾着病证。拟方:干姜 12 克,茯苓 20 克,白术 16 克,炙甘草 6 克,炒杜仲 10 克,炒续断 12 克。此方连服 7 剂而病愈。

(《刘渡舟先生经验集》)

按:湿性趋下,黏滞秽浊。本案患者形体肥胖,易生痰湿,或因外感寒邪,或因素体阳虚,寒湿由生,下注痹着于肾,则有腰酸、白带淋漓、臭秽不堪诸症。治以温肾散寒,利水渗湿。方中干姜温中散寒,茯苓、白术健脾利湿,炙甘草益气和中,添以杜仲、续断温补肝肾。

五、燥邪

【经文辑录】

肾苦燥,急食辛以润之。开腠理,致津液,通气也。

《素问·脏气法时论篇第二十二》

【阐释与发挥】

燥为秋季之主气。一般认为燥易伤肺。因肾主水而恶燥,故燥气甚又可伤肾。《素问·阴阳应象大论篇》云:"燥胜则干。"《素问玄机原病式·燥类》曰:"诸涩枯涸,干劲皴揭,皆属于燥。"故燥证的表现为干涩不通之疾。孙一奎在《赤水玄珠》中指出:"燥于外软,则皮肤皴结;或燥于内软,则精血枯涸。燥于上,咽鼻焦干。燥于下,便溺闭结。"

肾属水而主五液,燥邪伤肾见津亏液少,外不足以滋润腠理孔窍,内不能濡养脏腑骨节。肾燥阴亏精少,常出现消渴、噎膈、骨痿、溲赤、便难等症。《医醇賸义·卷二》曰:"肾受燥热,淋浊溺痛,腰脚无力,久为下消,女贞汤主之。""肾受燥凉,腰痛足弱,溲便短涩,苁蓉汤主之。"《杂病源流犀烛·卷十七》:"燥之为病,皆阳实阴虚,血液衰耗所致,条分之,虽有风燥、热燥、火燥、气虚燥之殊,要皆血少火多之故,是以外则皮肤皴揭,中则烦渴,上则咽鼻焦,下则溲赤便难。阳有余而阴不足,肺失清化之源,肾乏滋生之本,痿消噎挛,皆本于此。"

【医案举隅】

燥邪伤肾案 一书办年过五十,糟酒纵欲无惮,忽患下消之症,一日夜小便二十余度,清白而长,味且甜,少顷凝结如脂,色有油光。治半年不验,腰膝以下皆软弱,载身不起,饮食减半,神色大瘁。脉之六部大而无力。书云:脉至而从,按之不鼓,诸阳皆然,法当温补下焦。以熟地黄六两为君,鹿角霜、山茱萸各四两,桑螵蛸、鹿角胶、人参、白茯苓、枸杞子、远志、菟丝子、怀山药各三两为臣,益智仁一两为佐,大附子、桂心各七钱为使,炼蜜为丸,梧桐子大,每早晚淡盐汤送下七八十丸,不终剂而愈。或曰:凡云消者皆热症也。始公具方,人多议之,今果以温补成功,此何故哉?予曰:病由下元不足,无气升腾于上,故渴而多饮。以饮多,小便亦多也。今大补下元,使阳气充盛,熏蒸于上,口自不干。譬之釜盖,釜虽有水,若底下无火,则水气不得上升,釜盖干而不润。必釜底有火,则釜中水气升腾。熏蒸于上,盖才湿润不干也。予已详著《医旨绪余》中,兹不多赘。

(《孙文垣医案·卷二·三吴治验》)

按:肾阳不足,失于气化,水道欠利,不能蒸荣于上,则口渴多饮、多尿。方中熟地黄为君,滋阴补肾,取其"阴中求阳"之意;臣以鹿角霜、鹿角胶温肾助阳,桑螵蛸、山茱萸收敛缩尿兼以补肾,人参、山药补中益气,茯苓健脾利水,枸杞子、菟丝子滋补肾阴,远志安神益智,交通心肾;佐之益智仁温肾固尿;使以附子、桂心补火助阳。全方共奏温补肾阳,益气收敛之功。

六、恐惧

【经文辑录】

其在天为寒,在地为水,在体为骨,在脏为肾,在色为黑,在音为羽,在声为呻,在变动为栗,在窍为耳,在味为咸,**在志为恐,恐伤肾**,思胜恐。

《素问·阴阳应象大论篇第五》

五精所并:精气并于心则喜,并于肺则悲,并于肝则忧,并于脾则畏,**并于肾则恐**,是谓五并,虚而相并者也。

《素问·宣明五气篇第二十三》

恐则气下……恐则精却,却则上焦闭,闭则气还,还则下焦胀,故气下行矣。

《素问·举痛论篇第三十九》

是故**怵惕思虑**者则伤神,神伤则恐惧,流淫而不止。

《灵枢·本神第八》

恐惧不解则伤精,精伤则骨酸痿厥,精时自下。是故五脏主藏精者也,不可伤,伤则失守而阴虚,阴虚则无气,无气则死矣。

《灵枢·本神第八》

凡人之**惊恐**恚劳动静,皆为变也,是以夜行则喘出于肾,淫气病肺。

《素问·经脉别论篇第二十一》

肾气虚,则使人梦见舟船溺水,得其时则梦伏水中,若有**畏恐**。

《素问·方盛衰论篇第八十》

阴盛则梦涉大水**恐惧**……上盛则梦飞,下盛则梦堕。

《素问·脉要精微论篇第十七》

【阐释与发挥】

恐,《正韵笺》:"恐有惊惶之意,惧乃畏怕之实,恐在惧前也。"恐惧是人们对某些事物害怕、畏惧的一种正常的情绪反应。七情中常惊恐并称,但惊与恐也存在细微的区别。《医述·惊恐怔忡》引《赤水玄珠》:"子和云:惊者为自不知,恐者为自知。盖惊者闻响即惊,恐者心中恍恍然自知,如人将捕之状,及不能独自坐卧须人伴侣,或夜须灯照者是也。"

五行学说构建了五脏配五志的模型。《素问·阴阳应象大论篇》有"肾在志为恐",指出肾对应的五志为恐,肾的精气阴阳可维持恐这种情绪的正常发生,故曰:"精气……并于肾则恐。"

过度强烈而突然的恐惧刺激,常可导致肾脏的损伤,此即恐伤肾。反之,肾精亏虚的人也容易出现恐惧的症状。从经文来看,恐伤肾主要影响到肾藏精的功能,出现精气下泄的情况,即恐则气下,临床可见二便失禁、骨酸痿厥、精时自下、夜行则喘等。恐惧过度,肾虚气陷于下,还可出现精神恍惚、噩梦纷纭等精神方面的症状。后世医家进一步描述了恐伤肾的症状,如王焘在《外台秘要方》指出恐惧过度可致奔豚:"气从少腹起,上冲喉咽,发作欲死,复还生,皆从惊恐得之。"张景岳在《景岳全书》中指出:"惊恐之人,必阳痿遗溺。"

恐除了与肾相关外,还与体内其他的脏腑有关。《医述·惊恐怔忡》引《赤水玄珠》:"脏腑之恐有四:一曰肾,《经》云:肾,在志为恐。又云:精气并于肾则恐。二曰肝胆,《经》云:肝藏血,血不足则恐。戴人曰:胆者,敢也,惊怕则胆伤矣。盖肝胆实则怒而勇敢,肝胆虚则善恐而不敢也。三曰胃,《经》云:胃为恐。四曰心,《经》云:心怵惕思虑则伤神,神伤则恐惧自失。"《杂病源流犀烛·惊悸悲恐喜怒忧思源流》进一步指出心、肝、胃之所以与恐有关,皆是因为损伤到了肾。"恐则心、肾、肝、胃病也。心藏神,神伤则心怯而恐,火伤水也。胃属土,肾属水,土邪伤水则为恐。肝者肾之子,水强则胆壮,水虚则血虚,故易恐。而恐者,又肾之情志。故心、肝、胃之经,皆有恐病,起原莫不由于肾也。"

【医案举隅】

恐伤肾案 长兴林中尊,年逾五旬,因送按台回,觉身体倦怠,头目眩运,既而头振动摇,欲语不能,喉中喘逆,咸与牛黄苏合丸、大小续命汤已旬日,病如故。脉之,沉缓而弱,左关尺尤甚,此肝肾虚,精气暴夺之候也。询其由,乃因按院严厉,惟恐失错,烦劳之极,归而病作。《黄帝内经》云:诸风掉眩,皆属于肝。刘河间曰:此非外来风邪,由将息失宜,肾水不足,心火亢甚所致。又《经》云:诸逆冲上,皆属于火。今振动喘逆,职是故也。人至中年之际,肾气原自不足,且经恐伤肾,今以矜持太过,损伤肾气。《黄帝内经》曰:恐则气下。声者,气之所发也。气下,故声不出。且肝肾之脉,俱挟舌本,法宜壮二经之气,以治其标;滋二经之血,以治其本。用枸杞为君以补肾,天麻、川芎为臣以益肝,又用人参,稍加附子以为佐,二冬以为使。二剂约数两,服后诸症顿减。用八味丸间服,十剂全愈。

(《续名医类案·卷二·中风》)

按:肾在志为恐,过度惊恐,伤及肾精,阴虚火旺,肝风内动而有中风之证,治当滋补肝肾,养阴清热为要。该案方中以枸杞子为君滋补肝肾,臣以天麻平肝熄风,川芎祛风通络,佐之人参补中益气,稍加附子阳中求阴,另使二冬滋阴清火,并间服八味丸温补肝肾,令肾水得复,风祛火消,诸症自去。

七、房劳

【经文辑录】

嗜欲无穷,而忧患不止,精气弛坏,营泣卫除。

《素问·汤液醪醴论篇第十四》

入房太甚,宗筋弛纵,发为筋痿,及为白淫。

《素问·痿论篇第四十四》

有所用力举重,若**入房过度**,汗出浴水,则伤肾。

《灵枢·邪气脏腑病形第四》

用力过度,若**入房**汗出浴,则伤肾。

《灵枢·百病始生第六十六》

【阐释与发挥】

《孟子·告子上》曰:"食色,性也。"对于成年男女而言,适度的房事活动,有助于人的身心健康。但如果房劳过度,恣情纵欲,必然损伤肾精。故方隅在《医林绳墨》中指出:"房劳所伤之症,精血之所伤也。"这也是《素问·经脉别论篇》之"故春秋冬夏,四时阴阳,生病起于过用"病因理论的具体体现。

《黄帝内经》中的房劳可细分为不同的情况:一是房事过频。如《素问·痿论篇》:"入房太甚,宗筋弛纵,发为筋痿,及为白淫。"因前阴为宗筋之所聚,故房劳过度,可出现男子阳痿、女子带下等。张景岳在《类经》言房事"内耗其精,外开腠理",于内损耗精气,于外开泄腠理,故而易变生他病。张氏之言也进一步解释了经文"入房过度,汗出浴水"的内在机制。二是色欲伤肾。《素问·汤液醪醴论篇》指出:"嗜欲无穷,而忧患不止,精气弛坏,营泣卫除。"张景岳亦云："虽非房事之节，而私情系恋，思想无穷。"朱丹溪指出："心动则相火亦动，动则精自走。"色欲过度，相火妄动，暗耗肾中真阴，而生遗精、淋浊、带下诸疾。三是醉以入房。《类经·卷十七》："醉后行房，血盛而热，因而纵肆，则阴精尽泄，精去则气去，故中气竭也。"指出酒后入房可致肾精大泄，甚者导致中气衰竭。《灵芝要览·卷下》曰："膏粱之人，久服汤药，醉以入房，损其真气，则肾气热。肾气热则腰脊痛，不能举，久则髓减骨枯，发为骨痿，宜六味地黄丸、滋肾丸、封髓丹之类，治阴之不足也。"指出富贵之人骨痿的病因之一在于醉以入房。

房劳伤肾，可分损伤肾阳与损伤肾阴两种不同情况。房劳损伤肾阳，常可见命门火衰之腰痛、阳痿等症。如《医灯续焰·卷九》曰："房室过度，烦劳不节，以致精力耗竭，腰膂空虚，发为腰痛。盖精藏于肾，而腰者肾之府。力出于膂，而腰者膂所系，其痛转侧屈伸不得，膝酸胫冷，腰中冷，面黑，伛偻不能久立，宜二至丸、子和无比山药丸、六味丸之类。"房劳伤肾，也易导致肾阴枯竭。徐灵胎在《医学源流论》指出："如井中之水，日夜充盈……若纵欲不节，如浅狭之井吸之无度，则枯竭矣。"房劳损伤肾阴，肾阴亏虚，常见遗精、痨嗽、消渴、眩晕诸疾。如《丹溪心法·卷二》："肺虚嗽者，此好色肾虚者有之。"《女科证治准绳·卷二》曰："若嗜欲过度而眩晕者，此肾虚气不归源也。"《严氏济生方·消渴门》曰："消渴之疾，皆起于肾。盛壮之时，不自保养，快情纵欲……遂使肾水枯竭，心火燔炽，三焦燔炽猛烈，五脏干燥，由是消渴生焉。"

房劳是中医独特的病因认识，房事与养生是当代社会较为关注的热点话题，值得深入研究。

【医案举隅】

房劳伤肾案 保定文选张鲁彦，少年登第，纵恣酒色，患便血四年，午晨各去一次。诸药杂投，剂多功少。延予调治，诊其脉象两手浮洪，断为肾虚火动之候。盖血乃精化，精充而血始盛；阴随阳动，阳密而阴乃固。房劳太过，则真水亏而虚火独发；元气不足，则闭藏弛而阴不固也。遂以熟地、山萸、山药、石斛、归身、白芍、秦艽、阿胶等，煎成，调棉花子灰二钱，空心温服。数帖乃愈。

（《旧德堂医案》）

按：房劳太过，伤及肾阴，真水不足，虚火动血则便血。本案以熟地黄、阿胶滋补肾阴，山茱萸、山药补益肝肾，当归、白芍养血滋阴，石斛、秦艽清退虚热,并以棉花子灰止血。全方共奏滋阴补肾,养血止血之功,故数帖乃愈。

八、劳力

【经文辑录】

因而**强力**,肾气乃伤,高骨乃坏。

《素问·生气通天论篇第三》

腰者肾之府,转摇不能,肾将惫矣;膝者筋之府,屈伸不能,行则偻附,筋将惫矣;骨者髓之府,不能**久立**,行则振掉,骨将惫矣。得强则生,失强则死。

《素问·脉要精微论篇第十七》

持重远行,汗出于肾。

《素问·经脉别论篇第二十一》

久视伤血,久卧伤气,久坐伤肉,**久立**伤骨,久行伤筋。

《素问·宣明五气论篇第二十三》

【阐释与发挥】

古人云:流水不腐,户枢不蠹。适度的劳作或运动,有助于气血的运行及脏腑功能的正常。但过度劳作,常可积劳成疾,故中医学有"五劳七伤"之说。劳力过度,常会耗气。《素问·举痛论篇》:"劳则喘息汗出,内外皆越,故气耗矣。"一般而言,劳力过度主要损伤脾气。但从《黄帝内经》原文来看,劳力过度,也会伤及肾气,发为骨痛、骨痿等。故《黄帝内经素问注证发微·卷一》曰:"肾者,作强之官。因于过于强力,则肾气乃伤,精髓内枯,腰高之骨从兹而坏矣。"《黄帝内经太素·卷第二》曰:"若多劳气耗,则伤于肾。"

从西医学的角度来看,适度运动有助于肾脏疾病的康复,而过度运动会加重肾脏疾病的进展。有研究证实,长期有规律的有氧运动能够有效降低血糖,改善胰岛素抵抗,是治疗糖尿病肾病的重要措施。在过度运动的状态下,肾脏氧自由基代谢增强,肾小球基底膜和足细胞足突间裂孔隔膜的结构发生改变,通透性增加,产生大量蛋白尿,从而导致肾脏纤维化的发生。剧烈运动还可使肾脏下垂,肾静脉压增高,血液回流受阻,以致红细胞渗出,导致肾性血尿的发生。

【医案举隅】

劳力伤肾案　左。劳倦伤神,腰痛耳鸣,脉弱,当从补益。潞党参二钱,制首乌三钱,枸杞子三钱,秦艽钱半,煅牡蛎三钱,生草四分,辰茯神三钱,焦冬术二钱,煨天麻八分,炒怀膝三钱,酸枣仁三钱,广皮八分,远志肉钱半,荷蒂二枚。

(《何鸿舫医案》)

按:劳力太过,累及肾脏,肾精亏虚,虚火上犯,神伤疲倦,治当补中滋肾,养阴安神。故本案以党参、白术、荷蒂补中益气,首乌、枸杞子、牛膝滋补肝肾,秦艽清退虚热,牡蛎平肝安神,茯神健脾安神,天麻熄风通络,酸枣仁养心生津,陈皮健脾行气,远志安神益智,生甘草调和诸药,兼以清热。

九、饮食

【经文辑录】

味过于咸,大骨气劳,短肌,心气抑;**味过于甘**,心气喘满,色黑,肾气不衡。

《素问·生气通天论篇第三》

多食甘,则骨痛而发落。

《素问·五脏生成篇第十》

【阐释与发挥】

诚如水能载舟,亦能覆舟一样,饮食是维持人类生存和保持健康的必要条件,但饮食失宜,也会导致病从口入。故《素问·生气通天论篇》指出:"阴之所生,本在五味;阴之五宫,伤在五味。"

经文立足于五味偏嗜,探究了饮食对肾的影响。首先指出过食甘味会损及于肾。《素问·生气通天论篇》"味过于甘,心气喘满,色黑,肾气不衡",因甘为土味,过食甘味,损伤脾土,通过五行相克理论,土能乘水,故能导致肾气的损伤。《素问·五脏生成篇》:"多食甘,则骨痛而发落。"因肾在体合骨,其华在发,过食甘味,肾气亏虚,故可出现骨痛和发落之症。《王冰素问注·卷三》:"肾合骨,其荣发,甘益脾,胜于肾,肾不胜,故骨痛而发堕落。"其次,过食咸味伤肾。《素问·生气通天论篇》指出:"味过于咸,大骨气劳,短肌,心气抑。"根据五行理论,咸味入肾,过食咸味,也会伤及肾脏,甚至影响及心。故《王冰素问注·卷一》:"咸多食之,令人肌肤缩短,又令心气抑滞而不行。何者?咸走血也,大骨气劳,咸归肾也。"《黄帝内经素问吴注·卷一》:"咸入肾入骨,能软缩诸物,故过食之能令骨劳短肌。又咸从水化而走血,水盛则火灭,故心气

074

抑。"此外《黄帝内经》的"醉以入房"句,也指出过度饮酒,快情纵欲,极易损伤肾精,而至先天不固。过食肥甘厚味,损伤脾胃,酿生湿热,热毒下注于肾及膀胱,常易导致淋浊尿血诸症。

基于"过用则病生"的发病原理,《黄帝内经》提出了饮食的几大原则,如食饮有节、谨和五味、饮酒适度、各美其食等,对于今天仍有重要的指导意义。如高血压肾病患者在饮食上要慎食咸味食物,糖尿病肾病患者要慎食甘味食物,尿酸性肾病患者要慎食高嘌呤食物,肾病综合征或者慢性肾功能衰竭患者最忌大量的高蛋白饮食。因此,《黄帝内经》"饮食伤肾"的理论,蕴有丰富的科学内涵。

【医案举隅】

饮食伤肾案　李东垣治长安王善夫,病小便不通,渐成中满腹大,坚硬如石,腿脚亦胀裂出水,双睛凸出,昼夜不得眠,饮食不下,痛苦不可名状,服甘淡渗泄之药皆不效。李曰:病深矣,非精思不能处。因记《素问》有云:无阳则阴无以生,无阴则阳无以化。又云:膀胱者,州都之官,津液藏焉,气化则能出矣。此病小便癃闭,是无阴而阳气不化也。凡利小便之药皆淡味渗泄为阳,止是气药,阳中之阴,非北方寒水阴中之阴所化者也。此乃奉养太过,膏粱积热损北方之阴。肾水不足,膀胱肾之室,久而干涸,小便不化。火又逆上而为呕哕,非膈上所生也。独为关,非格病也。洁古云:热在下焦,填塞不便,是关格之法。今病者内关外格之病悉具,死在旦夕,但治下焦可愈。随处以禀北方寒水所化大苦寒之味者,黄柏、知母、桂为引用,丸如桐子大,沸汤下二百丸。少时来报,服药须臾,前阴如刀刺火烧之痛,溺如瀑泉涌出,卧具皆湿,床下成流,顾盼之间,肿胀消散。李惊喜曰:大哉圣人之言,岂不可遍览而执一者乎。其证小便闭塞而不渴,时见躁者是也。凡诸病居下焦,皆不渴也。二者之病,一居上焦,在气分而必渴。一居下焦,在血分而不渴。血中有湿,故不渴也。二者之殊至易别耳。

（《古今医案按·卷六·溺闭》）

按:大凡属水湿之病,因其属阴,多用阳药以治之,然无阴则阳无以化,病亦不得愈,一如此案。患者平素膏粱厚味,损及肾阴,阳气不化,小便不利,更添阳药,津液耗损,久则肾水枯竭,火逆于上,故予苦寒之知柏清热滋阴,肉桂引火归元,良效即现。饮食习惯对于疾病的影响可见一斑。

饮食伤肾致发落、骨痛案　陈邃玄令郎，年十六岁，发尽脱落，无一茎存者。其脉数而大。余曰：肾之合骨也，其荣发也。多食甘则骨痛而发落，此《黄帝内经》之言也。揣其股髀间骨，果觉大痛。遂以还少丹加生地、当归作丸，日服一两，兼进清胃汤。半载之间，发尽出矣。

（《脉诀汇辨·卷九》）

按：发落与骨痛并见，应当考虑为多食甘令脾胜肾伤所致，治疗可参考此案以还少丹补益肾气，清胃汤清胃泻火，从而令五行恢复正常生克，亦可随症加减生地黄、当归等养血生津，以助发生。

十、瘀血

【经文辑录】

度水跌仆，喘出于肾与骨。当是之时，勇者气行则已，怯者则着而为病也。

《素问·经脉别论篇第二十一》

【阐释与发挥】

瘀血作为病理产物，其可有外伤、内伤的不同。外伤多由于跌扑闪挫，导致局部出血，血液不能及时消散，留而成瘀。内伤多由气虚、气滞、血寒、血热等导致血行不畅或血溢脉外而成。外伤伤及腰部，常可见腰痛之证。如《金匮翼·卷六》："瘀血腰痛者，闪挫及强力举重得之。盖腰者一身之要，屈伸俯仰，无不由之。若一有损伤，则血脉凝涩，经络壅滞，令人卒痛，不能转侧，其脉涩，日轻夜重者是也。"瘀血阻于体内，常常导致新血不生、脏腑组织失养的情况。故《血证论·卷二》："凡有所瘀，莫不壅塞气道，阻滞生机，则新血不能安行无恙……顽旧血不去，则新血不生。"

《黄帝内经》虽未明确提出瘀血伤肾，但早在《素问·汤液醪醴论篇》中讲述水肿病的治法时就提到"平治于权衡，去宛陈莝……开鬼门，洁净府"，其中"去宛陈莝"指的即是活血化瘀以祛积聚，从而奠定了活血利水法治疗水肿的理论基础。而张仲景使用桂枝茯苓丸、当归芍药散等兼顾活血利水之方治疗妇人病证，从组方用药中亦可体现"血不利则为水"这一理论的应用，同时《金匮要略·消渴小便不利淋病脉证并治》曰"小便不利，蒲灰散主之"，使用活血化瘀之蒲黄、利水渗湿之滑石可治疗小便不利之证。此外，杨士瀛在《仁斋直指方·卷之七·水饮证治》中指出以川芎、半夏、茯苓为主的芎夏汤为逐水利饮的通用方,同篇之中更是建立了治血分前证之桂苓汤,该方中以辣桂、赤苓、当归、川芎、赤芍活血行气,莪术、京三棱、大黄破血逐瘀,槟榔、青皮、陈皮行气导滞,桑白皮、大腹皮、瞿麦穗、葶苈攻逐行水,苍术健脾利湿,甘草调和诸药,全方共奏活血化瘀,利水化饮之功。

"肾络瘀阻"是现代肾脏疾病的重要病机之一。其理论依据之一为"血不利则为水"。如《金匮要略·水气病脉证并治》谓:"妇人则经水不通,经为血,血不利则为水,名曰血分……经水前断,后病水,名曰血分,先病水,后经水断,名曰水分。"唐容川在《血证论》中进一步阐释为:"血与水本不相离……病血者未尝不病水,病水者未尝不病血……瘀血化水,亦为水肿。"因蛋白尿患者有时伴有水肿,故认为活血法可治疗蛋白尿。其理论解释之二为"久病入络"说。"久病入络"的学术思想早在《黄帝内经》中就有记载:"久病者邪气入深,去血脉……久病者不去身者,试其血络,尽出其血。"清代叶天士将《黄帝内经》中有关"络脉"的认识加以深化,明确提出了"久病入络"说,用以解释部分内伤杂病的病理。《临证指南医案》中指出:"大凡经主气,络主血,久病血瘀……初为气结在经,久则血伤入络……百日久恙,血络必伤。"因此,对于那些长期反复发作的蛋白尿患者,如伴有面色晦暗或生斑,舌暗紫,舌底络脉瘀曲,脉涩等,肾络瘀阻可为其合理病因解释之一。从以上的理论解释中可以看出,活血化瘀法的应用其实需要具备一定的条件:一是蛋白尿伴有水肿,二是长期反复不愈的蛋白尿。因而,那种看见蛋白尿就直接联想到肾纤维化,而采用活血化瘀治法的诊疗思路,实际上并无正确中医理论的支持。

【医案举隅】

肾络瘀阻案 褚某,男,35 岁。1982 年患急性肾炎,未得根治,尿蛋白经常为＋＋～＋＋＋,因其未至影响工作,故未重视治疗。1992 年初发现血肌酐为 3.1 mg/dl,血尿素氮为 24.7 mg/dl,B 超检查结果显示双肾弥慢性病变,双肾萎缩,右肾缩小更甚,其左肾为 9.2 cm×4.1 cm×3.7 cm,右肾为 7.7 cm×3.8 cm×4.1 cm,遂确诊为慢性肾炎,继发慢性肾功能不全,氮质血症期。于1992 年 4 月前来就诊。当时,尿蛋白为＋＋＋,证见腰痛,乏力,恶心,纳呆,下肢浮肿,脉象濡滑数,按之有力,舌红苔白且腻、根厚,综合脉、舌、色、证,辨为热入血分,络脉瘀阻,湿郁不化。先用凉血化瘀,疏风化湿方法,药用荆芥、防风、白芷、独活、苏叶、半夏、陈皮、生地榆、赤芍、丹参、茜草、焦三仙、水红花子、茅芦根,水煎服,每日 1 剂。并嘱其严格控制饮食,坚持进行走路锻炼,每日不少于 3 小时。二诊:患者服上方 1 周后,湿郁已开,呕恶已除,精神转佳。但尿蛋白未减,余症仍在。遂于上方减去白芷、独活、苏叶、半夏、陈皮,加入小蓟、大腹皮、槟榔等。再服 2 周,自觉诸症皆减,身感有力,尿蛋白已降为++,尿素氮降至正常范围,为 14 mg/dl,血肌酐降至 2.3 mg/dl,患者喜出望外,信心倍增。

(《赵绍琴临证验案精选》)

按:本案由慢性肾炎发展致慢性肾衰竭,其病机为风湿热瘀阻肾络,故症见腰痛、浮肿、蛋白尿及肾萎缩等,方用荆芥、防风、苏叶、白芷等祛风胜湿,疏利三焦,赤芍、丹参、茜草、地榆等凉血通络。疏风胜湿与凉血通络药相互配合,可使风湿热毒从血络中透散而出,从而解开肾络瘀阻。

瘀血水肿案 苏某,男,56 岁,2019 年 9 月 10 日以"反复下肢水肿,神疲乏力 6 个月,加重 5 日"为主诉初诊。患者 8 年前发现血糖偏高,最高时 7.7 mmol/L,运动和饮食控制不能恢复,确诊为 2 型糖尿病,应用二甲双胍联合阿卡波糖治疗,血糖不稳定,后改为注射胰岛素,血糖较为平稳。约 6 个月前双腿无明显诱因出现水肿,不甚严重,未予重视。1 个月前再次出现水肿,因家务繁忙,未及时治疗。1 周前双下肢水肿加重,自觉下肢沉重,行走困难,周身乏力,遂来就诊。刻诊:双下肢水肿,按之凹陷难复,神疲乏力,面色晦暗,腰部酸困偶有刺痛,大便稀溏,小便量少,舌质紫暗有瘀点,舌下络脉迂曲,苔白,脉沉涩无力。辅助检查提示:空腹血糖 9.3 mmol/L,尿蛋白(++),糖化血红蛋白 8.1%,血肌酐 185 μmol/L,血清白蛋白 35 g/L。西医诊断:糖尿病肾病。中医诊为水肿,辨属脾肾阳虚,血瘀水停证。治宜滋阴温阳,活血利水。方选肾气丸合抵当汤。处方:生地黄 30 克,山萸肉 15 克,山药 15 克,桃仁 12 克,红花 10 克,酒大黄 10 克,水蛭 6 克,地龙 10 克,制附子 10 克,肉桂 10 克,泽泻 10 克,茯苓 12 克。14 剂,每日 1 剂,水煎取汁 400 mL,分早、晚 2 次温服。西药继续服用。药尽二诊,下肢水肿明显减轻,短距离行走自如,腰酸困重缓解,大便稀溏,大黄减为 5 克。7 剂,煎服法同上。三诊复查尿蛋白(+),血肌酐 130 μmol/L,双下肢水肿基本消退。守二诊方继服 5 剂,以巩固疗效。

(余小波,《"血不利则为水"指导肾性水肿治疗探讨》,国医论坛,2021)

按:患者系肾病日久,肾阳不足,化气行水不利,出现水肿;又久病入络,血不利则为水,血瘀水停并见,而有面色晦暗,腰部酸痛,舌质紫暗有瘀点等瘀血之候。因此以肾气丸温补肾阳,化气行水,抵挡汤活血逐瘀,寓补肾、利水、活血于一方,疗效颇佳。

第二节　肾病病机

一、肾精亏损

【经文辑录】

帝曰:人有身寒,汤火不能热,厚衣不能温,然不冻栗,是为何病? 岐伯曰:是人者,素肾气胜,以水为事,太阳气衰,肾脂枯不长。一水不能胜两火。肾者水也,而生于骨,**肾不生**则髓不能满,故寒甚至骨也。所以不能冻栗者,肝一阳也,心二阳也,肾孤脏也,一水不能胜二火,故不能冻栗,病名曰骨痹,是人当挛节也。

《素问·逆调论篇第三十四》

肾者水脏也,今**水不胜火**,则骨枯而髓虚,故足不任身,发为骨痿。

《素问·痿论篇第四十四》

精脱者,耳聋;气脱者,目不明;津脱者,腠理开,汗大泄;液脱者,骨属屈伸不利,色夭,脑髓消,胫酸,耳数鸣。

《灵枢·决气第三十》

髓海有余,则轻劲多力,自过其度;**髓海不足**,则脑转耳鸣,胫酸眩晕,目无所见,懈怠安卧。

《灵枢·海论第三十三》

【阐释与发挥】

肾精为生命之根本,故张景岳指出:"人之始生,本乎精血之原;人之既生,由乎水谷之养。非精血无以立形体之基,非水谷无以成形体之状。"《黄帝内经》并无"肾精"和"肾精亏损"的明确提法,但《灵枢·海论》《灵枢·决气》基于"肾精生髓充脑"描述了肾精亏损,髓海失养的症状。《素问·痿论篇》《素问·逆调论篇》也指出,肾精亏损,不能充养骨骼可致骨痿、骨痹等,可见《黄帝内经》在认识肾精的时候,是依据肾精生髓,充养于脑和骨骼,从而达到耳聪目明、骨骼坚固的状态。《诸病源候论·耳聋候》指出："肾为足少阴之经，而藏精……若精气调和，则肾脏强盛，耳闻五音。若劳伤血气，兼受风邪，损于肾藏而精脱，精脱者则耳聋。"指出肾精亏损可致耳聋。朱丹溪在《格致余论·阳有余阴不足论》中指出："人之生也，男子十六岁而精通，女子十四岁而经行，是有形之后，犹有待于乳哺水谷以养，阴气始成，而可与阳气为配，以能成人，而为人之父母。古人必近三十、二十而后嫁娶，可见阴气之难于成。""阴气之成，止供得三十年之视听言动，已先亏矣。"可见肾精难成而易亏。

肾藏精主生长发育，肾精亏损可见生长发育障碍。小儿常见五迟（立迟、行迟、发迟、齿迟、语迟）、五软（头软、项软、手脚软、肌肉软、口软），还可见囟门迟闭、智力低下、身材矮小等。成人可见发脱齿摇、耳鸣健忘等早衰之征。肾藏精主生殖，肾精亏损可见生殖功能障碍。男子可见阳痿、早泄、不育等，女子可见经少经闭、不孕等。

肾精亏损的原因，多责之于先天禀赋不足、年老体弱、久病耗伤、房劳过度、产育过多等。《证治准绳·幼科集之九》曰："小儿有禀性少阴之血气不足，即发疏薄不生。"《寿世保元·卷二》："伤于房劳者，因肾虚精耗，气不归元，故昏冒也。"

对于肾精亏损的治疗，大多以《黄帝内经》"精不足者，补之以味"，《难经》"损其肾者益其精"为指导原则，选用味重质厚的血肉有情之品。故叶天士在《临证指南医案·虚劳》指出"夫精血皆有形，以草木无情之物为补益，声气必不相应"，倡导以龟板、鳖甲、阿胶等补养精血。

此外，吴鞠通基于《黄帝内经》"藏于精者，春不病温"之说，提出了肾精亏损容易导致温病的发生。《温病条辨·原病》曰"春气温，阳气发越，阴精不足以承之，故为病温""病温者，精气先虚"。

【医案举隅】

肾精亏损案　万（二七），诊脉数，左略大，右腰牵绊，足痿，五更盗汗即醒，有梦情欲则遗，自病半年，脊椎六七节骨形凸出，自述书斋坐卧受湿。若六淫致病，新邪自解。验色脉推病，是先天禀赋原怯，未经充旺，肝血肾精受戕，致奇经八脉中乏运用之力，乃筋骨间病，内应精血之损伤也。人参（一钱），鹿茸（二钱），杞子（炒黑三钱），当归（一钱），舶茴香（炒黑一钱），紫衣胡桃肉（二枚），生雄羊内肾（二枚）。夫精血皆有形，以草木无情之物为补益，声气必不相应,桂、附刚愎,气质雄烈精血主脏,脏体属阴,刚则愈劫脂矣。至于丹溪虎潜法,潜阳坚阴,用知、柏苦寒沉着,未通奇脉。余以柔剂阳药,通奇脉不滞,且血肉有情,栽培身内之精血,但王道无近功,多用自有益。

(《临证指南医案·卷一·虚劳》)

按:该案属肾精未盛,已有亏损,仅予草木,恐补益不足,故以人参补中益气,黑枸杞滋补肝肾,当归养血,茴香、胡桃肉补肾外,更添鹿茸、生雄羊内肾类血肉有情之品益肾填精。

二、肾气不固

【经文辑录】

水泉不止者,是膀胱不藏也。得守者生,失守者死。

《素问·脉要精微论篇第十七》

膀胱不利为癃,**不约**为遗溺。

《素问·宣明五气篇第二十三》

【阐释与发挥】

肾气不固,是由于肾气亏虚而引起的膀胱、精囊、冲任、带脉等的固摄功能减弱产生,是气虚不能固摄在肾脏的具体体现。

《黄帝内经》指出:肾气亏虚,膀胱开合失司、贮尿排尿功能失常,故可见尿频尿多,乃至遗尿等症状。《诸病源候论·虚劳候》指出:"劳伤之人,肾气虚弱,不能藏水……故小便后水液不止而有余沥。"《太平圣惠方·卷第五十八》:"夫小便不禁者,由肾气虚,下焦受冷故也。"此外《诸病源候论·小便病诸候·尿床候》还从昼夜阴阳的角度进一步分析了夜尿频多的机制。"夫人有于眠睡不觉尿出者,是其禀质阴气偏盛,阳气偏虚者,则膀胱肾气俱冷,不能温制于水,则小便多,或不禁而遗尿。膀胱,足太阳也,为肾之腑。肾为足少阴,为脏,与膀胱合,俱主水。凡人之阴阳,日入而阳气尽则阴受气,至夜半阴阳大会,气交则卧睡。小便者,水液之余也,从膀胱入于胞为小便,夜卧则阳气衰伏,不能制于阴,所以阴气独发,水下不禁,故于眠睡而不觉尿出也。"

肾气亏虚,精关不固,可致遗精、滑精、早泄等症。《诸病源候论·虚劳溢精见闻出候》指出遗精的基本病机是肾虚不固,"肾气虚弱,故精溢也。见闻感触则动肾气,肾藏精,今虚弱不能制于精,故因见闻,而精溢出也"。《证治要诀·卷八》："遗精,梦中有感而遗精;白浊,精不固而流浊,皆为肾虚,精不能固。脉必微而无力,小而不大,弱而不起。"

肾气亏虚,冲任不固,常可见崩漏、滑胎等,故《傅青主女科·小产》有:"妊妇有畏寒腹疼因而坠胎者,人只知下部太寒也,谁知是气虚不能摄胎乎。"

肾气亏虚,带脉不固,可见带下清稀等。《四圣心源·卷十》："肾水失藏,肝木疏泄,故精液淫泆,流而为带。"《证治准绳女科·卷一》："妇人小便白浊白淫者,皆由心肾不交养,水火不升降,或因劳伤于肾,肾气虚冷故也。"

肾气亏虚,命门火衰,关门不利,还可见五更泄泻,乃至大便失禁等。故朱丹溪在《丹溪心法·泄泻》中指出:"有每日五更初洞泄,服止泻药并无效……虽省节饮食忌口,但得日间、上半夜无事,近五更其泄复作,此病在肾,俗乎为脾肾泄。"张景岳在《景岳全书·泄泻》也指出肾阳虚衰是泄泻的主要机制:"今肾中阳气不足,则命门火衰,而阴寒极盛之时,则令人洞泄不止也。"

肾气不固也常由先天不足和后天失养所导致。先天者可见年幼肾气未充,后天者可见高年肾气亏虚、久病及肾、房劳过度等引起。其治疗多为补肾固摄并进。以小便失禁者可选金匮肾气丸、缩泉丸,以大便滑泄者可选附子理中丸、四神丸,以遗精、滑泄者可选金锁固精丸、桑螵蛸散,以冲任不固者可选泰山磐石散、寿胎丸,带下不止者可选完带汤、菟丝煎等。

【医案举隅】

肾气不固案　一妇,夜间遗溺已十余年矣,后复患脾泄,日三四行,左半身麻木,四肢无力,余谓此肝脾亏损之症,以菟丝子煎加杜仲,三剂而廖。菟丝子三钱(酒炒),补骨脂二钱(酒炒),小茴香六分(炒研),桑螵蛸钱半(炙黄),覆盆子钱半(酒炒),生益智仁一钱(研),当归钱半(酒炒),杜仲三钱。

(《清代秘本医书四种·松心医案笔记》)

按:本案患者肾气不固,夜尿日久,累及肝脾,气虚不运,固摄失司,而有麻木、泄泻诸症。其本在肾,肝脾为标,故以菟丝子煎补肾固精缩尿,兼以杜仲补益肝肾。

三、肾阳虚衰

【经文辑录】

肾病者,腹大胫肿,喘咳身重,寝汗出,憎风,虚则胸中痛,大腹、小腹痛,清厥,意不乐。

《素问·脏气法时论篇第二十二》

阳气衰于下,则为寒厥,阴气衰于下,则为热厥。

《素问·厥论篇第四十五》

阴气起于五指之里,集于膝下而聚于膝上,故**阴气盛**,则从五指至膝上寒,其寒也,不从外,皆从内也。

《素问·厥论篇第四十五》

少阴厥逆,虚满呕变,下泄清。

《素问·厥论篇第四十五》

肾者至阴也,至阴者盛水也。肺者太阴也,少阴者冬脉也。故其本在肾,其末在肺,皆**积水**也。

《素问·水热穴论篇第六十一》

肾者胃之关也,**关门不利**,故聚水而从其类也。上下溢于皮肤,故为胕肿。胕肿者,聚水而生病也。

《素问·水热穴论篇第六十一》

岐伯曰:肾俞五十七穴,积阴之所聚也。水所以出入也。尻上五行,行五者,此肾俞。故水病下为胕肿大腹,上为喘呼,不得卧者,标本俱病。故肺为喘呼,**肾为水肿**。肺为逆,不得卧,分为相输俱受者,水气之所留也。

《素问·水热穴论篇第六十一》

肾藏精,精舍志,**肾气虚**则厥,实则胀,五脏不安。

《灵枢·本神第八》

下气不足,则乃为痿厥心悗。

《灵枢·口问第二十八》

黄帝曰:人之唏者,何气使然?岐伯曰:此阴气盛而**阳气虚**,阴气疾而阳气徐,阴气盛而阳气绝,故为唏。补足太阳,泻足少阴。

《灵枢·口问第二十八》

【阐释与发挥】

肾阳虚衰,是指肾中阳气不足,肾之温煦、推动、兴奋、气化功能减退为主的病理改变。肾阳,乃人身诸阳之本,又称元阳、真阳、真火。自《黄帝内经》喻阳气为"天与日"以后,历代医家莫不重视阳气的重要性。张景岳指出:"天之

083

大宝,只此一丸红日;人之大宝,只此一息真阳。"喻嘉言更是指出肾阳为一身之根本。"肾中之阳,如断鳌立极,其关系命根存亡之极,最为宏钜。"肾阳虚衰,临证以虚寒见证为主。

肾阳不足,阳虚生寒。肾阳虚衰,无以温养形体,可见形寒怯冷、四肢不温的表现。故《素问·厥论篇》指出寒厥之证。《诸病源候论·虚劳候》曰"劳伤于肾,肾气虚冷故也",提出了"肾气虚冷"的概念。孙思邈在《备急千金要方·肾脏病脉论》提出了"肾虚寒"的概念:"足少阴经也。病苦足胫小弱,恶寒,脉代绝,时不至,足寒,上重下轻,行不按地,气少腹胀,满上强胸,痛引胁下,名曰肾虚寒也。"《济生方·肾膀胱虚实论治》列举了肾阳虚衰的常见症状:"夫肾者……虚则生寒,寒则腰背切痛,不能俯仰,足胫酸弱,多恶风寒,手足厥冷,呼吸少气,骨节烦疼……是肾虚之候也。"

肾阳不足,生殖异常。命门火衰,鼓动无力,精失所藏,可致生殖功能异常。男子可见阳痿、早泄、不育等,女子可见宫寒不孕、经行腹痛,乃至经闭等。《诸病源候论·虚劳阴痿论》载:"劳伤于肾,肾虚不能荣于阴器,故痿弱也。"《傅青主女科》载:"妇人有少腹疼于行经之后者,人以为气血之虚也,谁知是肾气之涸乎。"

肾阳不足,阳虚水泛。肾为水藏,主持全身水液的气化。若肾阳虚衰,蒸腾气化功能减退,可致水液停聚而生痰、成饮,甚者水泛为肿等。《华氏中藏经·卷中》有:"肾气壮,则水还于海;肾气虚,则水散于皮。"《医贯·卷之四》曰:"肾虚不能制水,则水不归源,如水道行,洪水泛滥而为痰。是无火者,故用八味丸以补肾火。"《医方论·卷三》还指出水气可导致各种症状:"水中之火是为真火,此火一衰,则肾水泛滥。停于下焦则腹痛自利;水气犯中焦,则作哕,欲吐不出;水气犯上焦,则咳嗽、心悸、头眩。"

肾阳虚衰,累及他脏。肾阳不足,日久最易累及脾阳和心阳。肾阳虚衰,不能温煦脾土,脾阳不振,常可引起腹部冷痛、大便溏薄,甚者下利清谷、五更泄泻等。故《笔花医镜·肾部》:"肾之寒,肾之虚也……其症为命门火衰,为不欲食,为鸡鸣泄泻。"肾阳不足,不能温煦心阳,心阳被遏,可出现心悸气短、唇舌紫暗,甚至端坐呼吸、全身水肿等。故《金匮要略浅注补正·卷四》有:"肾阳不能化水,寒水之气随冲脉上逆,至胸至肺,即入于心,是为肾气凌心之奔豚。"

肾阳虚衰的成因主要有先天禀赋不足、年老体弱、久病及肾、房劳过度、产育过多、伤及肾阳等。故《济生方·补益》有："人之有生，不善摄养，虚劳过度，真阳虚衰。"

【医案举隅】

肾阳虚衰案　颜某，男，40岁。初诊：面色鯀黑如漆，逐渐加重，颧部炱黑尤甚。病已2年余，某医院检查，确诊为阿狄森氏病。患者自觉精神疲惫，一身乏力，腰膝酸软，双下肢无力尤甚，恶心欲吐，饮食不进。诊脉沉细无力，按之欲无，舌白苔润，一派阳虚水泛之象。治宜先温肾阳以治其本，所谓益火之源，以消阴翳也。淡附片6克，淡干姜6克，淡吴萸6克，肉桂6克，杜仲10克，川续断10克，补骨脂10克，熟地黄20克，7付。二诊：药后自觉精神好转，乏力减轻，余证如前，继用前法，重剂以进。淡附片10克，淡干姜10克，淡吴萸10克，肉桂10克，杜仲15克，川续断15克，补骨脂10克，熟地黄20克，7付。三诊：自觉精神转佳，气力有增，仍感恶心欲呕，纳食少进，脉仍沉细，舌白苔润。温补下元，兼运中阳。淡附片10克，淡干姜10克，淡吴萸10克，肉桂10克，杜仲10克，川续断10克，补骨脂10克，焦白术10克，半夏10克，陈皮10克，白蔻仁6克（后下），7付。四诊：呕恶虽减而未除，面色鯀黑有减退之势。续进温补下元，肾阳有再振之望，继用前法，补命火以燠中土。淡附片10克，淡干姜10克，淡吴萸10克，肉桂10克，杜仲10克，川续断10克，补骨脂10克，焦白术10克，仙灵脾10克，山萸肉10克，怀山药15克，枸杞子10克，熟地黄20克，7付。五诊：药后精神大振，纳食有增，面色鯀黑续减。然肾阳久衰，非朝夕可以为功，宜用丸药以缓图之，从前法加味。淡附片30克，淡干姜30克，淡吴萸30克，肉桂30克，杜仲30克，川续断30克，补骨脂30克，焦白术30克，红人参30克，枸杞子30克，山萸肉30克，仙灵脾30克，熟地黄60克，怀山药60克，陈皮30克，半夏30克，茯苓50克，鹿角胶100克。制法：上药除鹿角胶外共研细面，将鹿胶烊化后加炼蜜适量，为丸如弹子大，重约10克。每日早、晚各服1丸。患者服上药1料，面色鯀黑渐次消退，精神体力均有好转，其余症状大部消失。

（《赵绍琴临证验案精选·黑疸·阿狄森氏病》）

按：肾在色为黑，面色鯀黑者，常为肾阳亏损，命门火衰所致。一如本案患者，即为典型的肾阳耗竭，真火不足，化气行水不利之证，故以温肾壮阳为法，以仲景四逆汤为基础，加入淡吴萸，名三淡汤，再酌加肉桂、杜仲、川断、补

骨脂、熟地黄等温补下元之品,治疗本病可收到明显效果,益火之源,疗效
良好。

四、肾阴亏虚

【经文辑录】

有所远行劳倦,逢大热而渴,渴则阳气内伐,内伐则热舍于肾,肾者水脏
也,今**水不胜火**,则骨枯而髓虚,故足不任身,发为骨痿。

《素问·痿论篇第四十四》

阳虚则外寒,**阴虚**则内热,阳盛则外热,阴盛则内寒。

《素问·调经论篇第六十二》

【阐释与发挥】

肾阴亏虚是肾中阴液不足,肾之滋润、濡养、制约阳热功能不足为主的病
理改变。肾阴,是一身阴液的根本,又称元阴、真阴、真水。张景岳在《景岳全
书·传忠录》指出:"五脏之阴气,非此不能滋。"《黄帝内经》指出肾阴虚的常见
症状是热厥和骨痿。朱丹溪更加重视肾阴的重要性,提出"阳常有余,阴常不
足",提醒人们平时要清心寡欲,以葆养真阴;病时重视滋阴降火,创立大补阴
丸以补肾水,降相火。明清医家进一步描述了肾阴亏虚的症状,如《笔花医
镜·肾部》指出:"肾之热,水将涸也,伤寒门有之,而杂症罕见,左尺、右尺必沉
数,或浮而空,舌黑无液,其症为口燥咽干,为目不明,为小便不利,为小便浊,
为小便出血,为大便秘。"何梦瑶《医碥·虚损痨瘵》:"五脏之伤,肾为最重,肾
虚则骨蒸潮热(或午后或子后潮热),自汗盗汗,形体消瘦,口干咽燥,声嘶音
哑,消渴淋浊,遗精失血,易生嗔怒,干咳痰嗽,不眠烦躁,恍惚怔忡,皆水虚火
炎所致,六味地黄汤为主。"

肾阴亏虚,一方面是阴液不足,失于濡养;另一方面是阴不制阳,虚热
内生。

肾阴亏虚,滋养不足。肾阴亏虚,失于滋养濡润,临床可见形体消瘦、头晕
耳鸣、腰膝酸软、目眩发白、失眠多梦等。张景岳在《景岳全书·不寐》:"总属
其阴精血之不足,阴阳不交,而神有不安其室耳。"《慎斋遗书·卷七》:"耳鸣如
波涛蝉鸣,鹊噪琴瑟之声,或耳闭不能听……总属肾虚阴不足,火动变见之
故也。"

　　肾阴亏虚,虚火内生。肾阴不足,阴不制阳,可致虚火内生,临床可见五心烦热、燥热盗汗、口干咽燥等。《景岳全书·火证》:"阴虚者能发热,此以真阴亏损,水不制火也。"《本草纲目·草部·第十二卷》:"肾水受伤,真阴失守,孤阳无根,发为火病。"

　　肾阴亏虚,生殖障碍。肾阴亏虚,相火妄动,可致生殖功能障碍,男子可见遗精、阳强、早泄,女子可见血崩、梦交、经闭不孕等。《杂病源流犀烛·卷九》:"遗泄,肾虚有火病也。肾元虚,虚火流行,以致精海脱滑,遗于夜而不遗于昼者,昼阳夜阴。惟阴虚,故遗于阴分也。"虞抟在《医学正传》中指出:"月经全赖肾水施化,肾水既乏,则经血日以干涸。"

　　肾阴亏虚,累及他脏。肾阴亏虚,不能滋养肺阴,可致肺肾阴虚,症见干咳少痰、痰中带血等。肾阴亏虚,不能上济心阴,心火上炎,可致心肾不交,症见心烦失眠、口舌生疮等。肾阴亏虚,水不涵木,肝阴失养,肝阳上亢,可致阴虚阳亢,症见头痛头晕、腰膝酸软等。张山雷在《中风斠诠》指出:"肾水之虚,耗于平时,为是病之本;肝木之旺,肆于俄顷,为是病之标。"

　　肾阴虚的成因,多因先天禀赋不足,或房劳过度,或久病损伤累及肾阴,或过服温燥劫阴之品,久之暗耗肾阴而致。肾阴虚会导致全身阴液不足,阴虚而阳亢,而阳亢又反过来耗阴,阴愈虚,阳愈亢,从而加速病情。

【医案举隅】

肾阴亏虚案　陈某,色苍体长,木火之质,阴分易亏。五旬外纳宠,急图嗣续。月前因浊成淋,溺数而欠,着枕仍然遗泄,延至血水滴沥而痛,是为血淋。精室既伤,心火犹炽,诊两尺左弦右数,宜腰膝痿软,足心如烙也。夫不痛为溺血,痛为血淋。虽肾虚挟火,然导赤厘清,如方凿圆枘,五苓八正,亦抱薪救焚。急用生料六味作汤,可济燃眉。熟地(六钱),生地(三钱),怀山药(炒二钱半),茯苓(三钱),丹皮、泽泻(各一钱),生莲子(不去心,一两),莲子须、麦冬(各二钱),五味子(五分)。数服痛止淋减,汤丸兼进而安。

(《类证治裁·卷之七·淋浊论治》)

　　按:本案系房劳损伤肾阴,肾水不能制约心火,血淋由作。虽有心火旺盛之证,其根在真水不足,故以六味地黄丸作汤滋肾补阴,莲子、五味子补肾固精,麦冬养阴清心,从而令肾水得复,心火由降,淋证自除。

第四章
肾 病 四 诊

第一节 望 诊

一、望面色

【经文辑录】

色味当五脏……黑当肾。

《素问·五脏生成篇第十》

肾风之状……其色炲……诊在颐上,其色黑。

《素问·风论篇第四十二》

肾黑……应其经脉之色也。

《素问·经络论篇第五十七》

肾足少阴之脉……是动则病饥不欲食,面如漆柴。

《灵枢·经脉第十》

肾病者,颧与颜黑。

《灵枢·五阅五使第三十七》

以五色命脏……黑为肾。

《灵枢·五色第四十九》

足少阴,藏肾,色黑。

《灵枢·五音五味第六十五》

【阐释与发挥】

根据五行理论,肾在五色的配属为黑色。色乃气之华,故色泽可以反映内在脏气的盛衰。《黄帝内经》指出,肾生理性的黑色多色黑而有光泽,如《素问·五脏生成篇》所言"黑如乌羽""如以缟裹紫"。徐大椿在《洄溪脉学》进一步解释为"黑而肥泽,骨髓之充"。此外,临床上大多的黑色皆为病理性色泽,且多与肾病相关,故《黄帝内经》指出,肾病、肾风均可见黑色。《素问·五脏生成篇》指出"黑如炲"为肾败之色,此当为面色黑黄而晦暗无光。杨继洲在《针灸大成》指出:"色黑者,肾气败。"

肾病之黑一般表现为"面色黧黑",不同的病理机制其临床表现略有差异。徐大椿在《洄溪脉学》指出肾阴虚的黑色为黑而瘦削:"黑而瘦削,阴火内戕。"肾阳虚衰、阳虚水泛之黑多光薄透亮,张石顽在《伤寒绪论》中称为"黑而有光泽"。肾精亏虚之黑多缺乏光泽,如张石顽《伤寒绪论》"黑必枯燥",唐宗海《中西汇通医经精义》"黑如烟煤"。而《金匮要略·脏腑经络先后病脉证》"色黑为劳"当为肾精不足所致,故张三锡在《医学准绳·六要》指出:"水涸则面黧。"

在此基础上,后世论治黑色病变常结合与肾的联系。如《医碥》将面部黧黑斑责之"水虚",主张治以"六味丸"。《外科正宗》提出"黧黑斑者,水亏不能制火,血弱不能华肉,以致火燥结成黑斑"。

从具体部位而言,面部的颧、颊、颐、颏均与肾有一定的联系。颧骨为面部之最显露者,《灵枢·五变》:"颧骨者,骨之本也。颧大则骨大,颧小则骨小。"《明医指掌》:"肾主骨髓,两颧为骨之本。"高士宗《医学真传》:"两颧属肾。"根据《灵枢·五色》"挟大肠者肾也",李士材《内经知要》指出:"肾独应于两颊。"《医宗金鉴·四诊心法要诀》谓:"肾居脊而有两,故两颊应候肾之疾也。"颐指下巴的旁侧,颏指下巴的正中,二者均属于肾。《素问·刺热篇》有:"肾热病者,颐先赤。"钱乙《小儿药证直诀》有:"颏为肾。"

【医案举隅】

真阴枯涸案　面黧形瘦,脉虚而数,咳嗽气喘,腰膝无力,大便时溏,此先后天俱虚,虑其延成虚损。清润治肺之品,能戕中气,勿更投也。紫河车、熟地、山药、山萸肉、五味子、丹皮、茯苓、杜仲、泽泻、牛膝,加蜜丸,每服五钱。

(《尤在泾医案》)

按:面黑、腰膝无力,肾气亏虚,又兼咳嗽、便溏,肺脾之气亦虚。治以都气丸加紫河车以生肾水,益肺之源,收补肾纳气之功效,杜仲、牛膝补肾强腰。

二、望耳

【经文辑录】

肾者主为外,使之远听,视耳好恶,以知其性。

《灵枢·师传第二十九》

高耳者肾高,耳后陷者肾下。耳坚者肾坚,耳薄不坚者肾脆。耳好前居牙车者肾端正,耳偏高者肾偏倾也。

《灵枢·本脏第四十七》

耳焦枯受尘垢,病在骨。

《灵枢·卫气失常第五十九》

【阐释与发挥】

耳乃肾之苗窍。《灵枢·五阅五使》:"耳者,肾之官也。"《灵枢·脉度》:"肾气通于耳,肾和则耳能闻五音矣。"肾主藏精,肾精充足,髓海有余,则耳窍得养,听力聪慧。若肾精亏虚,髓海不足,则耳窍失养,耳鸣耳聋。

此外,《黄帝内经》还提到了耳的形态、荣枯与肾具有密切的关系。一般认为,耳壳丰厚、柔软而色润,多属先天肾气充足;耳轮萎缩、极硬而枯暗,多为肾气欲绝。《四诊抉微·卷一》:"耳轮红润者生,或黄或白或黑或青而枯者死。"程钟龄在《医学心悟》中指出"察耳之苦润,知肾之强弱;故耳轮红润者生,枯槁者难治。"孙思邈在《备急千金要方》指出:"耳坚……则肾不受病……耳脆则伤热……善病消瘅""肾前病,耳则为之焦枯;若肾前死,耳则为之暗黑焦癖。"耳轮脆薄、焦枯,多为肾精衰败等久病之人。王肯堂在《证治准绳》中指出:"耳轮……薄而白、薄而黑,皆为肾败。"

【医案举隅】

肾风耳痒案 张友夔壮岁常苦两耳痒,日一作。遇其甚时,殆不可耐。挑剔无所不至,而所患自若也。常以坚竹三寸许截之,拆为五六片,细刮如洗帚状,极力撞入耳中,皮破血出,或多至一蚬壳而后止,明日复然。失血既多,为之困悴。适有河北医士周敏道至,询之曰:此肾脏风虚,致浮毒上攻,未易以常法治也。宜买透冰丹服之,勿饮酒,啖湿面、菜蔬、鸡猪之属,能尽一月为佳。

爨用其戒，数日痒止。而食忌不能久，既而复作。乃着意痛断累旬，耳不复痒。

（《古今医案按·卷七·耳》）

　　按：此例耳痒辨为肾经风毒上攻所致，故治以透冰丹。从此案也可见饮食禁忌对临床疗效的重要意义。

第二节　闻　诊

肾为欠为嚏

【经文辑录】

北方黑色，入通于**肾**……**其臭腐**。

《素问·金匮真言论篇第四》

五气所病……**肾为欠为嚏**。

《素问·宣明五气篇第二十三》

【阐释与发挥】

　　"五气所病……肾为欠为嚏"，是指五脏之气失调所发生的病变中，肾气虚者易呵欠、喷嚏。《灵枢》对此注解为："阳者主上，阴者主下，阳引而上，阴引而下。阴阳相引，故数欠……盖少阴之气在下，病则反逆于上，而欲引于下则欠，反逆于上则嚏。盖少阴之络上通于胃也。"经文明确指出，呵欠、喷嚏是肾气虚的病证之一。

　　"肾为欠"，在《黄帝内经》以后，除孙思邈的《备急千金要方·肾脏脉论第一》中曾提及外，在其他古籍文献中则鲜有提及。《简明中医辞典》中指出，欠症为气虚阳虚，肾气不充所致。20世纪80年代后对欠症的解释是卫气渐入于阴离于阳，一时性正常范围的阴盛阳衰，不需治疗，但如呵欠频频超过正常状态，则为病理性，可用针刺泻足少阴经、补足太阳经或用益气补肾方药治疗。

　　"肾为……嚏"，《内经选读》指出，嚏即喷嚏，阴阳相引则呵欠，阴阳和利则喷嚏。喷嚏多为过敏性鼻炎，相当于中医鼻鼽之范畴。

　　此外，日人丹波元简在《素问识》中指出，肾为嚏"此疑衍文"，但未给出理由。也有学者认为，"欠""嚏"均为人疲劳时的动作，郑注《周易》"草木皆甲宅"

曰:"'㕮',读如人倦解之解,所谓张口气悟也,谓之欠,亦谓之嚏。"《素问·四时刺逆从论篇》:"中肾六日死,其动为嚏欠。"此处"嚏欠"并举,同义复用。而《素问·刺禁论篇》:"刺中肾,六日死,其动为嚏。"此处直接以"嚏"代"欠"。

在嗅气味方面,经文指出,五臭中的腐与肾有密切的关系。有人指出,凡是身体散发出腐败气味者多患有严重的肾病。水气病晚期的患者,其体内脏腑精气衰败而湿热浊气内蕴,由患者皮肤、口鼻散发出尿骚味。

【医案举隅】

肾虚鼻鼽案　高某某,男,52岁。发作性鼻塞,流涕,喷嚏,反复无常3年余。现症:鼻塞鼻痒,喷嚏频作,流涕清稀如水,连连不已,嗅觉减退,检查见鼻内黏膜淡白水肿,鼻甲肿大。形寒怕冷,虽值盛夏而畏近风扇,近之则鼽嚏不已,冬季发作尤频,腰膝乏力,脊背凉楚,夜尿增多,舌淡胖,脉沉迟。证属肾阳虚,鼻失温养,寒水泛鼻,遂致鼽嚏。治以温肾益督,散寒止鼽。药用:制附子10克,桂枝10克,云苓30克,泽泻12克,山萸肉15克,熟地15克,山药20克,丹皮10克,苍耳子10克,辛夷10克,五味子15克,细辛4克,葛根15克,甘草6克。日1剂,煎分3服。复用药渣熏鼻1次。用治5日,鼻通涕止。复用6日,诸症去。检查鼻黏膜淡红,水肿消失。后以金匮肾气丸调理善后,至今无发。

（王永钦,《金匮肾气丸在耳鼻喉科的运用》,河南中医,1989）

按:肾阳虚衰,水寒不化,上射于肺,泛于鼻窍,致发鼻鼽,温肾当愈,以治其本也。

第三节　问　诊

一、问年龄

【经文辑录】

女子七岁,**肾气盛**,齿更发长;二七而天癸至,任脉通,太冲脉盛,月事以时下,故有子;三七,肾气平均,故真牙生而长极;四七,筋骨坚,发长极,身体盛壮;五七,阳明脉衰,面始焦,发始堕;六七,三阳脉衰于上,面皆焦,发始白;七七,任脉虚,太冲脉衰少,天癸竭,地道不通,故形坏而无子也。丈夫八岁,肾气实,发长齿更;二八,**肾气盛**,天癸至,精气溢泻,阴阳和,故能有子;三八,肾气平均,筋骨劲强,故真牙生而长极;四八,筋骨隆盛,肌肉满壮;五八,**肾气衰**,发堕齿槁;六八,阳气衰竭于上,面焦,发鬓颁白;七八,肝气衰,筋不能动,天癸竭,精少,**肾藏衰**,形体皆极;八八,则齿发去。

《素问·上古天真论篇第一》

【阐释与发挥】

人的生长发育及生殖功能的成熟与肾中精气密切相关,而肾中精气的盛衰与人的年龄有着密切的关系。随着肾中精气的充盛,女子在"二七"的时候,天癸至、月事以时下;男子在"二八"的时候,天癸至、精气溢泄。随着肾中精气的不足,女子在"七七"的时候,天癸竭、地道不通;男子在"八八"的时候,天癸竭、齿发去。因此,在二七、二八之前的少儿,钱乙称之为"稚阴稚阳"。小儿生长发育迟缓中医常责之于肾精不足。而对"七七"年龄段的妇人则为更年期,常可出现一系列的症状,如腰酸腿痛、潮热盗汗、四肢冰冷、心悸气短、夜寐欠安等,中医常辨证为肾之阴阳失调。随着肾中精气的进一步枯竭,老人常被称为"衰阳衰阴"。

【医案举隅】

年高肾虚案　一妇,年七十五,遍身作痛,筋骨尤甚,不能伸屈,口干目赤,头晕痰壅,胸膈不利,小便短赤,夜间殊甚,遍身作痒如虫行。用六味丸料,加山栀、柴胡治之,诸症悉愈。

(《名医类案·卷二·内伤》)

按:本案辨证的关键在于年高肾阴亏虚,阴虚失于濡养,故见身痛身痒。夜间为甚者,因夜属阴。治以六味地黄丸滋补肾阴,加山栀、柴胡清肝经之浮火。

二、问痛苦

【经文辑录】

足少阴令人**腰痛**,痛引脊内廉,刺少阴于内踝上二痏,春无见血,出血太多,不可复也。

《素问·刺腰痛篇第十一》

肾热病者,先**腰痛**骭酸,苦渴数饮,身热。热争则项痛而强,骭寒且酸,足下热,不欲言,其逆则项痛员员淡淡然。戊己甚,壬癸大汗,气逆则戊己死。刺足少阴、太阳。诸汗者，至其所胜日，汗出也。

《素问·刺热篇第三十二》

帝曰：有病厥者，诊右脉沉而紧，左脉浮而迟，不知病主安在？岐伯曰：冬诊之，右脉固当沉紧，此应四时，左脉浮而迟，此逆四时，在左当主病在肾，颇关在肺，当腰痛也。帝曰：何以言之？岐伯曰：少阴脉贯肾络肺，今得肺脉，肾为之病，故肾为**腰痛**之病也。

《素问·病能论篇第四十六》

少阴所谓腰痛者，少阴者申也，七月万物阳气皆伤，故**腰痛**也。

《素问·脉解篇第四十九》

刺脉无伤筋，筋伤则内动肝，肝动则春病热而筋弛。刺筋无伤骨，骨伤则内动肾，肾动则冬病胀**腰痛**；刺骨无伤髓，髓伤则销铄胻酸，体解㑊然不去矣。

《素问·刺要论篇第五十》

足少阴之别，名曰大钟。当踝后绕跟，别走太阳；其别者，并经上走于心包下，外贯腰脊。其病气逆则烦闷，实则闭癃，虚则**腰痛**。

《灵枢·经脉第十》

邪在肾，则病骨痛阴痹。阴痹者，按之而不得，腹胀**腰痛**，大便难，肩背颈项痛，时眩。取之涌泉、昆仑，视有血者尽取之。邪在心，则病心痛，喜悲，时眩仆。视有余不足而调之其输也。

《灵枢·五邪第二十》

【阐释与发挥】

因腰为肾之府，腰酸腰痛常为肾脏疾病的重要症状，故《黄帝内经》指出："肾为腰痛之病也。"《素问·脉要精微论篇》："腰者肾之府，转摇不能，肾将惫矣。"《素问·骨空论篇》："督脉之为病，脊强反折。"《金匮要略·血痹虚劳病脉证并治》："虚劳腰痛，少腹拘急，小便不利者，八味肾气丸主之。"提出用肾气丸治疗虚劳腰痛。《景岳全书·腰痛》云："腰痛之虚症，十居八九，但察其既无表邪，又无虚热。"郑树珪《七松岩集》腰痛："痛有虚实之分，所谓虚者，是两肾之精神气血虚也，凡言虚证，皆两肾之病耳。"均认为腰痛之虚证，以肾虚为主。《丹溪心法·腰痛》："肾气一虚，凡冲寒、伤冷、处湿、蓄热、血涩、气滞、水积、作劳，种种腰痛，叠见而层出矣。"指出外邪侵袭之腰痛的根本在于肾虚。李用粹《证治汇补·腰痛》："治惟补肾为先……久痛宜补真元，养血气。"提出腰痛的治疗当以补肾为先，日久者更要补益肾之精血。

《素问》曾有专篇《刺腰痛篇》，指出腰痛与足三阴、三阳及奇经八脉有密切的关系，在治疗过程中要根据四时脏气的盛衰决定针刺出血与否，根据月相盈亏来决定针刺的次数，具有一定的临床指导意义。

【医案举隅】

跌后腰痛案　龚子才治一人，跌后腰痛，用定痛等药不效，气血日衰，面耳黧色。龚曰：腰为肾之府，虽曰闪伤，实肾经虚弱所致也。遂用杜仲、补骨脂、五味子、山楂、苁蓉、山药，空心服，又以六君、当归、白术、神曲各二钱，食远服，不月而瘥。

（《续名医类案·腰痛》）

按：本案虽有明确的外伤史，但体质为肾经虚弱，故用五味子、肉苁蓉、山药补肾益气，杜仲、补骨脂补肾强腰，山楂疏利经脉，活血定痛，再以六君、当归等补益气血，先后天同调而收效。

三、问睡眠

【经文辑录】

肾气虚则使人梦见舟船溺人，得其时则梦伏水中，若有畏恐。

《素问·方盛衰论篇第八十》

肾气盛则梦腰脊两解不属。

《灵枢·淫邪发梦第四十三》

厥气……**客于肾**，则梦临渊，没居水中。

《灵枢·淫邪发梦第四十三》

【阐释与发挥】

《黄帝内经》记载、分析了梦与人体生理、病理的密切关系。《灵枢·淫邪发梦》云："正邪从外袭内，而未有定舍、反淫于藏，不得定处，与营卫俱行，而与魂魄飞扬，使人卧不得安而喜梦。"指出梦的发生与正邪、体内阴阳的盛衰、卫气出入以及魂魄的动静变化有关。不同的梦境可反映体内阴阳的盛衰。阴盛发梦，可梦见涉水、恐惧。《素问·脉要精微论篇》云"阴盛则梦涉大水恐惧"，《灵枢·淫邪发梦》亦云"阴气盛，则梦涉水而恐惧"，唐代医家王冰注释为"阴为水，故梦涉水而恐惧也"；阳盛发梦，可梦见大火燔灼，《素问·脉要精微论篇》云"阳盛则梦大火而燔灼"，《灵枢·淫邪发梦》亦云"阳气盛，则梦大火而燔焫"，王冰注释为"阳为火，故梦大火而燔灼也"；阴阳俱盛发梦，《素问·脉要精微论篇》云"阴阳俱盛则梦相杀毁伤"，《灵枢·淫邪发梦》亦云"阴阳俱盛，则梦相杀"。阳为火，阴为水，水火亢盛，故可梦见相杀毁伤。故高世栻在《黄帝素问直解》中指出："阴阳俱盛，则水火亢害，故梦相杀毁伤。相杀，争战也。毁伤，俱败也。"这些皆是以类比的方法论梦诊病。梦境亦可反映人体五脏气血之盛衰。肾气盛发梦，《灵枢·淫邪发梦》云："肾气盛，则梦腰脊两解不属。"肾在体为骨，为腰之府，故肾气盛的人，会梦见腰和脊背分离不相连属；肾气衰发梦，《素问·方盛衰论篇》云："肾气虚，则使人梦见舟船溺人，得其时则梦伏水中，若有畏恐。"肾五行属水，在志为恐，肾气虚就会使人梦见人舟船沉没淹死人；肾五季为冬，故到了肾气旺盛的冬季，就会梦见自己潜入水中，似乎遇见了很令人害怕的事情。因肾在五行属水，故邪气客于肾，可梦见如临深渊、如没水中等，故《灵枢·淫邪发梦》言："厥气……客于肾，则梦临渊，没居水中。"宋代施桂堂《察病指南·卷中·辨七表八里九道七死脉》曰："左手尺内脉涩。肾脏虚，乱梦涉水，小便数，精频漏，及患疝气小肠气。"《察病指南·卷下·原梦》指出："阳盛则梦大火而燔灼，阴盛则梦大水而恐惧，阴阳俱虚则梦相杀毁伤。"

梦之境，人所不同，需询问方可得知。问梦境有助于疾病的早期诊断、有助于指明疾病的部位，同时也可为防治疾病提供线索与思路。正如《素问·方盛衰论篇》云"此皆五脏气虚……合之五诊，调之阴阳，以在《经脉》"，《灵枢·淫邪发梦》亦云"凡此十二盛者，至而泻之，立已……凡此十五不足者，至而补之立已也"。这体现了中医"不治已病，治未病"的最高境界。

【医案举隅】

夜梦鬼交案 一妇年逾三十，夜梦鬼交，惊迫异常，及见神堂阴府，舟楫桥梁，如此一十五年，竟无妊娠。巫祈觋祷，无所不至，针肌灸肉，孔穴万千，黄瘦发热，引饮中满，足肿。张曰：阳火盛于上，阴水盛于下。鬼神者，阴之灵，神堂者，阴之所，舟楫桥梁，水之用。两手寸脉，皆沉而伏。知胸中有痰实也。凡三涌三泄三汗，不旬日而无梦，一月而孕。张曰：予治妇人使有孕，真不诬哉。

（《名医类案·卷十一·求子》）

按：《诸病源候论》："寻其致梦，以设法治，则病无所逃矣。"本例女子梦交,子和辨为阳火盛于上,阴水盛于下,似为心火亢于上,肾水亏于下。痰热扰心,故火亢于上,故以攻邪三法而收效。

夜梦持重案　宛平王中堂忽患一寐即梦持重搬运,甚觉困乏而醒,醒来复甚,睡去其梦仍如故,醒而睡,睡而醒,一夜数十次,医用人参、枣仁、茯神、远志、归身养血安神之剂,愈服愈甚。乃延余治,按其两寸甚洪有力,左寸更大,两关洪大兼弦,两尺虽洪,弦而无力,余始知为药之误也。盖寐者心神藏纳于肾阴,乃水火相见,阴阳既济之时也。心犹人也,肾犹舍也。今心阴不足,惟火独光,乃遂上炎之性,而失下交之象矣。肾气又虚,不能升腾收摄,离阴而失延纳闭藏之职矣。犹人徒恃火性,勇力向前。而不能退藏于舍,其房室亦甚破败,不能藏纳其人,人但知心象火而肾属水,而竟不思离心坎肾乎!尽言心中之水,乃真水也。肾中之火,乃真火也。水火互藏其根,故心能下交,肾能上摄,今心阴不足,肾气衰微,已成不交之象,昧者复补心神,愈增炎上之势,焉能使其阳会于阴,元神凝聚于内乎?静功有云:神必附物,精能凝神,此至理也。乃重剂八味加牛膝、五味子,用灯心、莲子作引煎服而愈。

(《冯氏锦囊秘录·杂症大小合参卷二十·锦囊治疗方论》)

按:本例夜梦持重,辨为阴阳未济,心肾不交,故用重剂八味丸以峻补下焦,加灯心、莲子以上清心火。杨上善《黄帝内经太素》云:"因其所病,见之于梦,此为病梦也。此十一种梦皆病梦也,并因阴阳气之盛衰,内有饥饱,肝肺气盛,长短虫多,以为梦也。此所以因伤致梦,即以梦为诊也。"提出以梦境来诊断疾病。但是梦境多是纷繁复杂的,什么样的梦境有临床指导意义,如何把握正常与病态的梦境,历代医家可谓仁者见仁、智者见智,在实际运用中难点在于四诊合参,重点在于辨证求因、审因论治。

第四节　切　诊

一、肾脉对应的部位

【经文辑录】

寸口……二盛病在少阴。

《素问·六节藏象论篇第九》

尺外以候肾……下竟下者,少腹腰股膝胫足中事也。

《素问·脉要精微论篇第十七》

下部地,足少阴也……地以候肾。

《素问·三部九候论篇第二十》

脉口二盛,病在足少阴。

《灵枢·终始第九》

寸口二倍,病在足少阴。

《灵枢·禁服第四十八》

肾足少阴之脉……盛者寸口大再倍于人迎,虚者寸口反小于人迎也。

《灵枢·经脉第十》

【阐释与发挥】

脉诊历史悠久,扁鹊曾以脉诊闻名于世,《史记·扁鹊仓公列传》:"今天下之言脉者,由扁鹊也。"《黄帝内经》中主要记载了三部九候诊脉法,又称遍诊法,切脉的部位有上(头)、中(手)、下(足)三部,每部又分天、地、人三候。该法按切全身动脉,以体察经络气血运行情况,从而推断疾病的脉诊方法,为古代脉诊方法之一。《难经》亦有三部九候之说:"三部者,寸、关、尺也,九候者,浮、中、沉也。"与《黄帝内经》有较大差异。

在《黄帝内经》三部九候法中,上部天、地、人分别对应为两额之动脉、两颊之动脉、耳前之动脉,而中部的天、地、人分别对应的手太阴、手阳明、手少阴,下部的天、地、人对应为足厥阴、足少阴、足太阴。三部九候选取依据主要依赖于经络的循行。根据《灵枢·九针十二原》:"五脏有疾也,应出十二原。十二原各有所出……阳中之少阴肺也,其原出于太渊……阳中之太阳心也,其原出于大陵……阴中之少阳肝也,其原出于太冲……阴中之至阴脾也,其原出于太白……阴中之太阴肾也,其原出于太溪,膏之原出于鸠尾,肓之原出于脖胦。"故一般认为,足少阴之原穴太溪可以候肾气之强弱。综合来看的话,三部九候切诊的部位不一定都有动脉的跳动,即是以经脉循行作为诊脉部位。

《素问·脉要精微论篇》也记载了尺肤诊脉法,明确提出"尺外以候肾……下竟下者,少腹、腰、股、膝、胫、足中事也",成为后世"尺脉候肾"的源头。王冰注曰:"下竟下,谓尽尺之脉动处也。"《难经·二难》关后之尺内为"阴之所治",配属足少阴、太阳,《难经·十八难》曰"主脐以下至足之有疾"。王叔和在《脉经·脉法赞》中明确提出:"肾与命门,俱出尺部。"尽管后世在两尺的脏腑配属上存有争议,但尺部候肾是没有争议的。

《素问》的《六节藏象论篇》、《灵枢》中的《终始》《禁服》三篇经文记载了寸口对应足少阴肾。《灵枢·经脉》从寸口和人迎的脉象比较来判定肾气的盛与虚。

【医案举隅】

尺以候肾案　一人形瘦而苍,年逾二十。忽病咳嗽咯血,兼吐黑痰。医用参、术之剂,病愈甚。汪诊之,两手寸关浮软,两尺独洪而滑。此肾虚火旺而然也。遂以四物汤加黄柏、知母、白术、陈皮、麦冬之类。治之月余,尺脉稍平,肾热亦减。根据前方再加人参一钱,兼服枳术丸加人参、山栀以助其脾,六味地黄丸加黄柏以滋其肾。半年而愈。

(《古今医案按》)

按:之所以用四物加知、柏,盖因肾虚火旺,两尺之洪滑。白术、麦冬合寸关之浮软。至于前用参、术而病甚,后以尺脉稍平仍加人参,正可见汪石山之高明。后用枳术丸加人参、山栀及地黄丸加黄柏收功。

二、肾之平脉及肾脉主时

【经文辑录】

冬日在骨。

《素问·脉要精微论篇第十七》

冬胃微石曰平。

《素问·平人气象论篇第十八》

平肾脉来,喘喘累累如钩,按之而坚,曰肾平,冬以胃气为本。

《素问·平人气象论篇第十八》

冬脉如营……冬脉者肾也……故其气来沉以搏,故曰营,反此者病。

《素问·玉机真脏论篇第十九》

所谓逆四时者……**冬得脾脉**。

《素问·玉机真脏论篇第十九》

二阴搏至,**肾沉不浮**。

《素问·经脉别论篇第二十一》

五脉应象……肾脉石。

《素问·宣明五气篇第二十三》

【阐释与发挥】

《黄帝内经》提到肾的生理性脉象即平脉为"石"和"营"。"石"即"沉"之义,孙一奎在《医旨绪余》描述为"如石之在水中"。"营",《类经》指出:"营叠之谓,如士卒之团聚不散,亦沉石之义。"冬季的脉象如石沉水底,形容脉在肌下骨上。张仲景在《金匮要略·中风历节病脉证并治》中有:"沉即为肾。"《伤寒论·平脉法》:"按之至骨者,肾气也。"王叔和《脉经》"肾象水……其脉沉""沉脉候肾"。因此,后世医家均以沉脉以候肾,陈无择《三因极一病证方论》"沉者足少阴脉也",石寿棠《医原》"诸沉皆属肾脉"。

《黄帝内经》还对肾脏平脉进行了形象的描述,"喘喘累累如钩,按之而坚""其气来沉以搏",均是沉而有力。《难经·四难》做了进一步的描述,指出:"按之濡,举指来实者肾也。"

脉应四时为平,《灵枢·终始》曰:"所谓平人者不病,不病者,脉口人迎应四时也。"肾脉应时为冬,《素问·脉要精微论篇》言:"以春应中规,夏应中矩,秋应中衡,冬应中权……春日浮,如鱼之游在波;夏日在肤,泛泛乎万物有余;秋日下肤,蛰虫将去;冬日在骨,蛰虫周密,君子居室。"《黄帝内经》还提出了"脉逆四时为病",对逆四时的脉象也做了宏观的论述和具体的规定。如《素问·平人气象论篇》曰:"春夏而脉瘦,秋冬而脉浮大,命曰逆四时也。"认为春夏"天暑地热,则经水沸溢",脉应见浮洪;秋冬"天寒地冻,则经水凝涩",脉应见沉细。若春夏脉瘦,秋冬脉浮大为逆四时。《素问·玉机真脏论篇》则描述了脉逆四时的具体脉象,曰"所谓逆四时者,春得肺脉,夏得肾脉,秋得心脉,冬得脾脉",其中冬得脾脉即为濡脉。

【医案举隅】

尺以候肾案 张子和治一妇,为室女时,心下有冷积如覆盆,按之如水声,以热手熨之如冰。于归十五年,不孕,其夫欲黜之。张曰:可不必出,若用吾药,病可除,孕可得。从之,诊其脉沉而迟,尺脉洪大有力(尺洪大有力,方能受孕),非无子之候也。乃先以三圣散,吐痰一斗,心下平软,次服白术调中汤、五苓散,后以四物汤和之,不再月,气血合度,数年而孕二子。张尝曰:用吾此法,无不子之妇。信然。

(《名医类案·卷十一·求子》)

按:本案的眼目在于尺脉候肾,尺脉洪大有力,说明肾气不亏,故能受孕。故张子和先攻邪,后调气血,后自然受孕。

三、肾之病脉及其主病

【经文辑录】

肾脉搏坚而长,其色黄而赤者,当病折腰。

《素问·脉要精微论篇第十七》

病**肾脉**来,如引葛,按之益坚,曰肾病。

《素问·平人气象论篇第十八》

冬脉如营……反此者病……其气来如弹石者,此谓太过,病在外;其去如数者,此谓不及,病在中……太过则令人解㑊,脊脉痛而少气不欲言。其不及则令人心悬如病饥,眇中清,脊中痛,少腹满,小便变赤黄。

《素问·玉机真脏论篇第十九》

肾脉小搏沉,为肠澼下血,血温身热者死。

《素问·大奇论篇第四十八》

夫浮而弦者,是**肾不足**也。沉而石者,是**肾气内著**也。

《素问·示从容论篇第七十六》

肾脉急甚为骨癫疾;微急为沉厥奔豚,足不收,不得前后。缓甚为折脊;微缓为洞,洞者,食不化,下嗌还出。大甚为阴痿;微大为石水,起脐已下至小腹睡睡然,上至胃脘,死不治。小甚为洞泄,微小为消瘅。滑甚为癃㿉;微滑为骨痿,坐不能起,起则目无所见。涩甚为大痈,微涩为不月、沉痔。

《灵枢·邪气脏腑病形第四》

【阐释与发挥】

肾的平脉为石,如牵连而坚硬则为病肾脉,《诊家正眼·卷一·五脏病脉》:"引葛者,牵连引蔓之象也。按之益坚,则石多胃少,肾病将见也。"病肾脉多预示肾气不藏,故《黄帝内经素问集注》:"是肾气不藏而外泄矣。"肾脉应于冬为营,如太过或不及,肾中精气亏虚,可见腰部不适、脊背疼痛、小便黄赤等症。

101

肾脉的缓急、大小、滑涩可预示不同的疾病,病种涉及阴痿、消瘅、骨癫疾、骨痿、沉厥奔豚、石水等,今天看来与肾藏精、主水等理论十分吻合。该篇还进一步从寒热、气血的角度分析了缓急、大小、滑涩,指出:"急者多寒,缓者多热;大者多气少血,小者血气皆少;滑者阳气盛,微有热;涩者多血少气,微有寒。"

此外,肾脉的"小搏沉"多预示着"肠澼下血","搏坚而长"则多病"折腰"。

【医案举隅】

尺以候肾案 南都许轮所孙女,十八岁,患痰喘赢弱。四月初诊之,手太阴脉搏指,足少阴脉如烂绵,水衰而火乘金也。余曰:金以火为雠,今不浮涩而反洪大,贼脉见矣。肾水不能救,秋令可忧。至八月初五日诊之,肺之洪者变而为细,肾之软者变而为大。岁在戊午,君火司天,法当两尺不应。今尺当不应而反大,寸当浮大而反细。《经》曰:"尺寸反者死。"况肺脉如丝,悬悬欲绝。《经》云:"脉至悬绝,十二日死。"予之短期,当在十六日。然安谷者逾期,不安谷者不及期,以食不断,故当逾期。况十六、十七二日皆金。助其一线之气,安得遽绝!十八日交寒露节,又值火日。《经》曰:"手太阴气绝,丙日笃,丁日死。"寅时乃气血注肺之时,不能注则绝,必死于十八日寅时矣。轮所闻之,潸然泪下。以为能食,犹不肯信。果至十八日未晓而终。

(《脉诀汇辨·医案》)

按:本案患者春得手太阴肺脉,搏指不浮涩反洪大,且足少阴脉如烂绵,故知其病为水衰二火来乘金,至秋天肺脉当浮大而反细,肾脉又由软变大,为脉逆四时,且按运气学说南北政理论,亦为"尺寸反"之脉,故断其为死证。

四、肾之真脏脉与死脉

【经文辑录】

凡持真脉之脏脉者……**肾至悬绝**,七日死。

《素问·阴阳别论篇第七》

肾见戊己死,是谓真藏见皆死。

《素问·平人气象论篇第十八》

死肾脉来,发如夺索,辟辟如弹石,曰肾死。

《素问·平人气象论篇第十八》

石多胃少曰**肾**病,但石无胃曰**死**。

《素问·平人气象论篇第十八》

所谓脉不得胃气者……**肾不石**也。

《素问·平人气象论篇第十八》

真肾脉至,搏而绝,如指弹石辟辟然,色黑黄不泽,毛折,乃**死**。

《素问·玉机真脏论篇第十九》

脉至如偃刀,偃刀者浮之小急,按之坚大急,五脏菀熟,寒热独并于**肾**也,如此其人不得坐,立春而**死**。

《素问·大奇论篇第四十八》

脉至如**省客**,省客者脉塞而鼓,是肾气予不足也,悬去枣华而**死**。

《素问·大奇论篇第四十八》

【阐释与发挥】

胃气是指人的消化吸收功能和营养状态。《素问·平人气象论篇》:"胃者,平人之常气也。"古人认为正常脉象必内涵胃气,《素问·玉机真脏论篇》:"脉弱以滑,是有胃气。"脉来从容和缓,不浮不沉,均为有胃气之脉。《素问·平人气象论篇》:"人绝水谷则死,脉无胃气亦死。"肾的平脉为石,如无胃气则为死。

真脏脉是指五脏真气败露的脉象,即无胃气的脉象,多见于疾病的危重阶段,又称死脉、绝脉。《素问·玉机真脏论篇》:"五脏者,皆禀气于胃。胃者,五脏之本也。脏气者,不能自致于手太阴,必因于胃气,乃至于手太阴也,故五脏各以其时自为而至于手太阴也。故邪气胜者,精气衰也。故病甚者,胃气不能与之俱至于手太阴,故真脏之气独见。独见者,病胜脏也,故曰死。"从经文来看,肾的真脏脉多弦硬鼓指,如弹石、如夺索,为肾脏精气欲绝的危候。《金匮要略·五脏风寒积聚病脉证并治》:"肾死脉,浮之坚,按之乱如转丸,益下入尺中者,死。"尤在泾《金匮要略心典》:"肾脉本石,浮之坚,则不石而外鼓;按之乱入转丸,是变石之体而为躁动,真阳将搏跃而出矣。益下入尺,言按之至尺泽而脉尤大动也。尺下脉宜伏,今反动,真气不固而将外越,反其封蛰之常,故死。"

省客,指脉初来脉搏充盈,旋即鼓动而去,时有时无,至数不齐。《素问·大奇论篇》指出,脉至如省客是肾气不足的表现。张景岳注:"省客,如省问之客，或去或来也。塞者，或无或止；鼓者，或有而搏。是肾原不固，而无所主持也。"前人以为散、代脉为必死之脉。"散为肾败之症，代为脾绝之症也"，李延昰《脉诀汇辨》："肾脉本沉，而散脉按之不可得见，是先天资始之根本绝也。脾脉主信，而代脉歇至不愆其期，是后天资生之根本绝也。故二脉独见，均为危殆之候。"

偃刀脉被元代危亦林在《世医得效方》列为十绝脉之中，脉来如抚刀刃，浮之小急，按之坚大而急，《黄帝内经》责之"寒热独并于肾"，后世认为属肝之危候。

【医案举隅】

真脏脉案 乙酉秋，余在宁，有温州弁某就诊，年四十许，余切其脉浮部虚大，如羹上之肥，久按如鱼翔虾游之状。余问曾大脱血否？曰无。然则心胸痛乎？曰无。问究竟何所苦耶？曰近日四肢略有酸重，犹幸胃口颇好，余无所苦。余曰：无病而得如是之脉，大有可虑。四肢酸重不过湿滞小恙，而况胃口尚好，何病之有。尔且商之高明，余不敢定方，伊芳微笑而去。是冬闻其友云，一日赴友午饮，至夜觉头沉重，以为饮酒过多，灭灯就寝。次日日高未起，同伴呼之不应，以手推之，则已僵矣。《经》云：脉病患不病，名曰行尸。凡人无大病而现真脏之脉，乃脏腑之气久已空虚，最宜留心，不可轻与医治。抑或服药之后，病大发作。则必归咎于医，可不慎欤。

又杭垣陆点翁家一佣妇，绍郡人，年五十余，尻骨之上，一节突起。腰间患疮，溃久不敛。戊子春，就余诊之，六部之脉俱浮取空大，沉按无根。余知此症不治，乃致意点翁，嘱其婉言劝归养息，病愈仍可复来。佣妇如言回家，医治至秋似稍安而复来，点翁又邀余诊，脉象如初。余曰脉仍无根，须防暴脱，果至初冬而殁。

（《一得集·脉现真脏预断必死二案》）

按：案一为人无大病而现真脏之脉，预示脏腑之气枯竭，故见死候。案二为脉浮大无根，显示胃气已败，元气不固，亦为死候。

第五章
肾 病 病 证

第一节 肾 咳

【经文辑录】

肾咳之状,咳则腰背相引而痛,甚则咳涎。

《素问·咳论篇第三十八》

五脏各以治时感于寒则受病,微则为咳……乘冬则肾先受之。

《素问·咳论篇第三十八》

【阐释与发挥】

《素问·咳论篇》有"五脏六腑皆令人咳,非独肺也"之论述,指出咳嗽的发生除与肺有密切关系以外,还与多个脏腑有关,其中因肾脏病变波及肺金,或肺咳日久累及于肾而致咳嗽者称为肾咳。其症状特点为"咳则腰背相引而痛,甚则咳涎"。黄元御在《素问悬解·卷五·病论·咳论》分析了其病机,指出:"肾咳者,水乘金也。水渍肺脏,则气阻为咳。肾脉贯脊,故腰背相引而痛。肾主五液,入脾为涎,脾湿胃逆,则涎出于口,故甚则咳涎。"以肾脉贯脊,其直者入肺中,肾受邪则循经上袭于肺而为咳;且腰为肾之府,故咳则腰背相引而痛。又"肾者水藏,主津液",肾病而水气上泛,于是咳则多涎。赵献可认为"肾既受邪,则肺益病",《儒门事亲·嗽分六气毋拘以寒述》亦指出:"咳嗽烦冤者,肾气之逆也。"因肾气应于冬,故冬季感寒则易引发肾咳。

对于肾咳的形成,可有阳虚及阴虚之别。肾阳虚衰,气化失司,水湿内停,上逆犯肺,可见咳喘。陈士铎《石室秘录》曰:"凡人有气喘不得卧,吐痰如涌泉者,舌不燥而喘不甚,一卧则喘,如此非外感之风邪,乃肾中之寒气也。盖肾中无火则水无所养,乃上泛而为痰,将胃中之水尽助其汹涌之势,火亦可止遏矣。"肾阴虚或者肺肾阴虚,亦可导致咳喘的发生。《医贯·咳嗽论治》指出:"肺金之气,夜卧则归藏于肾水之中,今因肺受心火之邪,欲下避水中,而肾水不枯,有火无可容之地,于是复而上病矣。"《景岳全书》谓:"内伤之嗽,必起于阴分,盖肺属燥金,为水之母,阴损于下,则阳孤于上,水涸金枯,肺苦于燥,肺燥则痒,痒则咳不能已也。"《类证治裁·咳嗽》曰:"无痰干咳者,阴虚为主,主治在肾。"

治疗肾咳,《丹溪手镜·卷之下·咳逆痰嗽》:"恐伤肾咳,而腰背相引痛,甚则咳涎,或寒热喘满引腰背,此房劳伤肾,宜麻黄细辛附子汤。"《证治准绳·杂病》指出:"肾咳之状,咳则腰背相引而痛,甚则咳涎,麻黄附子细辛汤。"《伤寒杂病论义疏》从脉象的角度论述了肾咳的不同病理类型及治疗:"沉濡在肾,时浮为风邪内动,肾咳兼风之候,当咳而腰背引痛,多唾涎沫,渴而小便清白,手足寒,背微恶风,鼻气时通时窒,间流清涕,宜半夏、茯苓、细辛、五味、桂枝、附子之属进退治之。假令沉濡时一紧,知受寒邪,时紧亦间至异象法也,宜干姜、半夏、五味、麻黄、细辛、附子之属进退治之。假令沉而数,知受热邪,沉而按数,知热为在里,宜干地黄、半夏、黄柏、黄连、白芍、杏仁、茯苓之属进退治之。假令沉而急,知受燥邪,燥伤于里,故沉而按急,宜干地黄、茯苓、栝蒌根、黄柏、杏仁、贝母之属进退治之。假令沉濡而滞,知受湿邪,湿中于肾,当温下焦,宜桂枝、茯苓、白术、细辛、半夏、五味、附子之属进退治之。大抵肾咳之治,总宜兼固下焦以交肺肾之气,此不过聊示五邪制方之例。"《证治准绳·杂病》:"肾咳,都气丸加麦门冬、人参。"

【医案举隅】

肾咳医案 汤某,男,58岁。咳嗽3个多月,每咳一声即遗尿点滴,有时因咳嗽数声而致裤子湿得难以再穿,为此不得不每日换裤子1～2次。为此曾先后请中、西医十余人进行治疗,然都以无效而作罢。乃改邀余治。余始以治遗尿咳方治之,处方:川芎10克,当归10克,白芍10克,半夏10克,陈皮10克,青皮10克,黄芩10克,人参10克,麦冬10克,五味子10克。6剂后,诸证不减。再询其证,云:病发于前列腺手术之后,且时见腰痛。审其脉沉细弦尺稍大,乃云:前方治肝肺,此病乃肾虚之故,正如《素问》所云之肾咳也。因拟补肾为法,处方:熟地 20 克,山药 12 克,山萸肉 10 克,茯苓 10 克,泽泻 10 克,丹皮 10 克,附子 10 克,肉桂 10 克,五味子 10 克,车前子 10 克(布包煎)。服药 3 剂,诸证消失,愈。

(《中医临证经验与方法》)

按:咳嗽伴见腰痛、遗尿,辨为肾咳,治以金匮肾气丸法,诸症痊愈。本案的精妙之处在于从肾入手,治病求本,收获捷效。全方并无陈皮、半夏等化痰之品,亦无杏仁、桔梗等理气之物,真乃"见咳休治咳"也。

第二节　膀　胱　咳

【经文辑录】

肾咳不已,则膀胱受之,**膀胱咳**状,咳而遗溺。

《素问·咳论篇第三十八》

【阐释与发挥】

《素问·咳论篇》首次提出膀胱咳,指出其为肾咳久治不愈所导致,其经典症状是咳嗽的同时伴有遗溺的表现。《诸病源候论》言:"肾咳不已,膀胱受之,膀胱咳之状,咳而遗尿。"《备急千金要方》言:"肾咳经久不已,传入膀胱,其状咳则遗尿。"可见上述著作只是重复了《黄帝内经》所描述的膀胱咳之症状,并未提出治法和方药。《素问经注节解·咳论》认为膀胱咳系"咳久气虚,津不能藏,故寒气下流而遗溺",《素问悬解·病论·咳论》曰"膀胱咳者,壬水之乘辛金也"。

对于膀胱咳的治疗,有从脾胃论治者,有从膀胱论治者,有从三焦论治者,有从肝论治者,有从肺论治者,也有从脾肾论治者,散见于历代文献中。宋代《圣济总录》首载治疗膀胱咳的有效方剂——人参散,"治膀胱咳,咳而遗溺,人参散方",重用人参健脾益气,培土生金。明代《普济方》转载此方,治"膀胱咳,嗽而遗溺"。由明代徐彦纯著、刘纯续增的《玉机微义》中首载茯苓甘草汤主治膀胱腑发咳,《证治准绳·杂病》:"肾咳不已,则膀胱受之,膀胱咳状,咳而遗溺,茯苓甘草汤。"王肯堂、沈金鳌、林珮琴三位医家治疗膀胱咳均沿袭《玉机微义》首用的茯苓甘草汤。清代张璐《张氏医通》云:"膀胱咳,五苓散加人参。"近代中医大家秦伯未主张采用春泽汤（即五苓散加人参）治疗此类膀胱咳，他在《内经类证》中提出："咳时小便不禁，用五苓散加党参。"朱进忠据方隅所著《医林绳墨》小便不禁条，云"妇人咳嗽而溺出者，宜生脉散加归、术、柴、黄芩"，创制咳嗽遗尿方，该方由柴胡、黄芩、半夏、当归、白芍、陈皮、青皮、麦冬、党参、五味子、紫菀等组成，是治疗心肺不足，三焦气滞，郁而化火的膀胱咳的有效方剂。明代武之望《济阴纲目》采用脾肾同治法治疗膀胱咳："一妊妇嗽则便自出，此肺气不足，肾气亏损，不能司摄。用补中益气汤以培土生金，以六味丸加五味以生肾气而愈。"采用补中益气汤以培土生金，采用都气丸以滋肾纳气，系脾肾同治之法。

【医案举隅】

膀胱咳案 姜某，女，35岁，业农。患者于1962年6月生产一孩（第四胎），产后匝月，感受寒邪，引起咳嗽，咳嗽月余不解，发现咳嗽时小便滴滴而出，夜间咳嗽尤甚，小便也淋漓尤多。曾经中西医治疗，未见显效。胸部X线透视检查未见异常，听诊两肺底部有稀疏的湿性啰音，未见其他异常病变。就诊时已逾16个月，纳食正常，舌苔薄白，脉弦细，咯痰不多，痰色白。此水蓄膀胱，气化不行，拟用苓桂术甘汤：茯苓15克，桂枝6克，白术10克，甘草3克。服药3剂病大减，6剂咳止，遗尿亦愈。

（邹维德，《苓桂术甘汤治疗咳而遗尿症》，上海中医药杂志，1963）

按：本案患者生育过多，兼以外感寒邪，故见咳则遗尿，持续一年有余，符合《黄帝内经》膀胱咳的特点，故治以苓桂术甘汤温阳除湿。膀胱咳多见于妇人，产育过多所致。

第三节 肾 消

【经文辑录】

肾热病者先腰痛，胻酸，苦渴，数饮，身热，热争则项痛而强，胻寒且酸，足下热、不欲言。其逆则项痛员员淡淡然。戊己甚，壬癸大汗，气逆则戊己死，刺足少阴太阳。

《素问·刺热篇第三十二》

肾热病者,颐先赤。

《素问·刺热篇第三十二》

肾热者,色黑而齿槁。

《素问·痿论篇第四十四》

肾脉……微小为**消瘅**。

《灵枢·邪气脏腑病形第四》

【阐释与发挥】

肾消,在《黄帝内经》中称为"肾热病",后世常称之为"下消"。关于肾热病,《素问·刺热篇》有:"肾热病者……苦渴,数饮,身热。"可见,肾热病的主要临床症状有苦渴数饮、身热,还可见面黑、颐赤、齿槁等。

后世医家在《黄帝内经》有关论述的基础上,对肾消的认识有所发展。唐代王焘《外台秘要》所引隋代甄立言《古今录验方》首次提出了"肾消病"的概念,指出"消渴,病有三……渴而饮水不能多,小便数,阴痿弱,但腿肿,脚先瘦小,此肾消病也。"王肯堂《证治准绳·消瘅》对三消的临床分类做了规范:"渴而多饮为上消(《经》谓膈消),消谷善饥为中消(《经》谓消中),渴而便数有膏为下消(《经》谓肾消)。"可见,时至明代,才将"肾消"与"三消"之"下消"对应。《景岳全书·卷三十八》说:"下消者,下焦病也,小便黄赤,为淋为浊,如膏如脂,面黑耳焦,日渐消瘦,其病在肾,故又名肾消也。"《医门法律·消渴》又说:"小便浑浊如膏,饮一溲一,肾消之证见矣。"可见,肾消之证,其病位在下焦,临证可见面黑耳焦,日渐消瘦,饮一溲一,小便黄赤,或浑浊如膏等。

肾消之病机,临证可有阴虚、阴阳两虚之不同。一为阴虚肾消,水不胜火。其症见口燥咽干,口渴尿频,小便黄赤或浑浊如膏脂,腰膝酸软,五心烦热,舌红脉细数。诚如《丹台玉案·三消》说:"肾水一虚,则无以制余火,火旺不能扑灭,煎熬脏腑,火因水竭而益烈,水因火烈而益干,阳盛阴衰构成此证。"二为阴损及阳,阳不化气。症见小便频数,浑浊如膏,饮一溲一甚则饮一溲二,面色焦黑,形瘦耳焦,腰膝酸软,畏寒肢冷,舌淡,脉沉细。《景岳全书·三消》说:"有阳不化气,则水精不布,水不得火,则有降无升,所以直入膀胱,而饮一溲二,以致泉源不滋,天壤枯涸者,是皆真阳不足,火亏于下之消症也。"

对于肾消病治疗,始于汉代。《金匮要略》曰:"男子消渴,小便反多,以饮一斗,小便一斗,肾气丸主之。"肾气虚弱,阳气衰微,上不能蒸腾津液于肺而敷布周身,下不能气化布达于膀胱致开阖失司,故饮一斗,小便亦一斗。治疗着眼于补肾,主方为肾气丸。这一治疗方法具有划时代意义,肾气丸至今仍广泛应用于肾消的治疗实践中。杨士瀛在《仁斋直指方论》将消渴病分为消渴、消中、消肾三种,创名方枸杞子丸治肾消,久渴不愈,精神困乏,小便滑数者。《兰室秘藏》以六味地黄丸滋养肾阴治疗肾消:"下消者,烦躁引饮,耳轮焦干,小便如膏。叔和云:焦烦水易亏,此肾消也,以六味地黄丸治之。"张景岳在《景岳全书·三消干渴》中明确指出"阳不化气"之消证治疗"宜补火","以右归饮、右归丸、八味地黄丸为主"。明代马兆圣《医林正印》曰:"凡下消者,肾也。小便浊淋如膏,腿膝枯细,骨节酸疼,渴欲饮水,或随溺下,耳轮焦干,病属下焦……法当滋阴,宜六味地黄丸,或四物加黄柏、知母、玄参、五味子、人乳。"陈士铎《石室秘录·卷六·内伤门》提出对阴虚之消渴治以合治汤:"消渴之症,虽分上、中、下,而肾虚以致渴,则无不同也。故治消渴之法,以治肾为主,不必问其上、中、下之消也。吾有一方最奇,名合治汤。熟地三两,山茱萸二两,麦冬二两,车前子五钱,元参一两,水煎服。日日饮之,三消自愈。"对于阴损及阳,阳不化气者:"方用引火升阴汤。元参二两,肉桂二钱,山茱萸四钱,熟地一两,麦冬一两,北五味子二钱,巴戟天五钱,水煎服。此方火补肾中之水,兼温命门之火,引火归原而水气自消,正不必止渴而渴自除,不必治消而消自愈也。"

【医案举隅】

肾消医案 孙东宿治一书办,年过五十,酒色无惮,忽患下消症。一日夜小便二十余度,清白而长,味且甜,少顷凝结如脂,色有油光,他医治半年不验,腰膝以下皆软弱,载身不起,饮食减半,神色大瘁。孙诊之,六脉大而无力。《经》云:脉至而从,按之不鼓,诸阳皆然。法当温补下焦。以熟地六两为君,鹿角霜、山茱萸各四两,桑螵蛸、鹿角胶、人参、茯苓、枸杞、远志、菟丝子、山药各三两为臣,益智仁一两为佐,桂、附各七钱为使。蜜丸,早晚盐汤送四五钱,不终剂而愈。此证由下元不足,元气升腾于上,故渴而多饮,以饮多小便亦多也。令大补下元,使阳气充盛,熏蒸于上,则津生而渴止矣。

（《古今医案按·消渴》）

按:对于消渴之病,医者大多从阴虚论治。本案为阴阳两虚之肾消,因酒色过度,斫伤肾阴,久者阴损及阳,阳不化气故见肾消。肾气亏虚,膀胱不约,故见小便频数。故治以鹿、龟、参补肾益气,桂、附温肾助阳,稍加菟丝子、益智仁等补肾固摄之品。

第四节　肾　痹

【经文辑录】

黑,脉之至也,上坚而大,有积气在小腹与阴,名曰**肾痹**,得之沐浴清水而卧。

《素问·五脏生成篇第十》

肾痹者,善胀,尻以代踵,脊以代头。

《素问·痹论篇第四十三》

淫气遗溺,**痹**聚在**肾**。

《素问·痹论篇第四十三》

太阳有余,病骨痹身重;不足病**肾痹**。

《素问·四时刺逆从论篇第六十四》

【阐释与发挥】

肾痹属五脏痹之一,《素问·痹论篇》最早提及肾痹之名。孙思邈《千金翼方》曰:"烦满短气,涕唾青黑,肾痹也。"《备急千金要方》指出,骨极与肾痹相似,其曰:"骨极者,主肾也,肾应骨,骨与肾合。又曰:以冬遇病为骨痹,骨痹不已,复感于邪,内舍于肾。"宋代《圣济总录》指出,"骨痹不已,复感于邪,内舍于肾,是为肾痹。其证善胀,尻以代踵,脊以代头。盖肾者胃之关,关门不利,则胃气不行,所以善胀,筋骨拘迫,故其下挛急,其上蹉屈,所以言代踵代头也。"

《素问·痹论篇》论及肾痹主症为"善胀,尻以代踵,脊以代头",《备急千金要方》较为全面地描述了肾痹的临床表现:"寒则面肿垢黑,腰脊痛不能久立,屈伸不利;其气衰则发堕齿槁,腰背相引而痛,痛甚则咳唾甚。""热则面色焰,隐曲,膀胱不通,牙齿脑髓苦痛,手足酸痛,耳鸣色黑,是骨极之至也。""肾病则骨极,牙齿苦痛,手足酸疼,不能久立,屈伸不利,身痹脑髓酸。"《症因脉治》补充了肾痹的脉象："肾痹之脉,两尺细数,或见浮大,肾脉本沉,今反躁疾,水衰火动,肾痹之脉。"因此肾痹的主要症状可见腰痛、僵直、骨节酸痛、屈伸不利、遗溺、腹胀等,甚者出现"尻以代踵,脊以代头"等。根据其证候特点,肾痹相当于西医学的强直性脊柱炎、氟骨病、大骨节病等。

肾痹的形成,可分为外因和内因。外因多为感受外邪,内舍于肾。如《素问·痹论篇》曰:"风、寒、湿三气杂至,合而为痹。""骨痹不已,复感于邪,内舍于肾。"强调了外邪侵袭而致痹。《素问·五脏生成篇》曰:"肾痹,得之沐浴清水而卧。"寒湿阻滞于下焦,则"积气在小腹与阴"。故尤在泾《金匮翼》曰:"风、寒、湿三气袭人经络……久不已,则入五脏……尻以代踵,脊以代头者肾也。"内因多为肾气亏虚,经脉闭阻,筋骨失荣。先天禀赋不足,或后天失调,或大病久病之后,元气未复,或房劳过度,或负重劳损,妇人生育过多等,皆可损伤肾精,而致肾痹。《素问·四时刺逆从论篇》曰:"太阳有余,病骨痹身重;不足,病肾痹。"太阳经脉气血不足,可致肾痹的发生。张景岳《类经》进行了进一步的解释:"太阳者,寒水之气也……不足则肾气弱,故病为肾痹。"《症因脉治》对肾痹的成因进行了总结:"肾痹之因,《内经》云:或远行劳倦,逢大热而渴,水不胜火,则骨枯而髓虚,或不慎房劳,精竭血燥,则筋骨失养,腰痛不举,而肾痹之症作矣。"

对于肾痹的辨治,历代医家积累了丰富的经验。《备急千金要方》强调,对于骨极要早期治疗,"善治病者,始于皮肤筋脉,即须治之;若入脏腑,则半死矣。"并用三黄汤、虎骨酒治骨极;用无比薯蓣丸"治肾气虚惫,头晕目眩,耳鸣腰酸,冷痹骨疼,四肢不温"等;还倡用灸法治疗骨极。《外台秘要》分虚实列方辨治骨极,载有治骨极虚方7首,用虎骨酒、肾沥汤治疗骨极虚寒;骨极实方4首,用三黄汤治骨极肾热病,干枣汤治骨极肾实热病等。另有"灸法:扁鹊曰第十八椎,名曰小肠俞,主小便不利,少腹胀满虚乏,两边各一寸五分,随年壮灸之,主骨极"。《圣济总录》首次将肾痹单独列出,系统论述其理法方药,载有7首肾痹方剂,如用远志丸"治肾脏虚乏,久感寒湿,因而成痹";防风丸"治肾脏虚冷,邪气乘虚,身体冷痹不仁,手足牵强,举动艰难;或肌肉瞤动,引腰脊及左右偏急,不能饮食;或因房室发动";茵芋散"治肾脏中风湿,腰痛,脚膝偏枯,皮肤痹,语声謇涩,两耳虚鸣,举体乏力,面无颜色,志气不乐,骨节酸疼";白附子丸"治肾脏中风,脚膝麻痹,腰背强直,疼痛,言语不利,面色萎黑,肌体羸瘦";石龙芮汤"治肾脏气虚,外邪杂至,脚膝缓弱,腰脊不可转侧,日加疼痹";麻黄汤"治肾虚中风湿,腰脚缓弱,顽痹不仁,颜色苍黑,语音混浊,志意不定,头目昏,腰背强痛,四肢拘急,体重无力";牛膝酒"治肾气虚冷,复感寒湿为痹"。清代喻昌《医门法律》曰:"肾痹,用牛膝酒。原治肾痹虚冷,复感寒湿为痹。"认为"肾为北方寒水之脏,而先天之真火藏于其中。故谓生气之原,又谓守邪之神。今风寒湿之邪,入而痹之,生渐远矣。此方防己、麦冬、丹参、地皮,迂缓不切"。《医醇賸义·痹》认为"胀"乃真阳不远,重阴凝结所致,当发肾中之阳,使重阴解散,精气来复,以鹿茸、附子之类消阴来复汤治之,"当发肾中之阳,使重阴解散,精气来复,庶几首与足渐有起色,消阴来复汤主之"。《辨证录·痹证门》也认为肾痹之成,非尽由于风寒湿,因肾中本有火,无奈人过于作强,使火不敌寒而寒邪侵之。故其治法,不必去邪,惟在补正,即补肾中之火也,肾痹汤治之。

　　肾痹传变主要为五脏间传变,即肾痹传为心痹。如《素问·玉机真脏论篇》曰:"今风寒客于人……弗治,肾传之心。"说明在一定条件下,根据五行生克关系,肾痹可传于心,从而形成心痹。

【医案举隅】

肾痹医案　一人下元虚寒,复感寒湿,腰肾重痛,两足无力,人谓肾痹。肾虽寒脏,中原有火,有火则水不寒,风寒湿无从而入。人过作强,先天之水日日奔泄,火亦随流而去,使生气之原竟成藏冰之窟,火不敢敌寒,寒邪侵之。寒既入,以邪招邪,风湿又至,则痹症生。法不必去邪,惟在补正。补正,补肾火也。火非水不长,补火必须补水。但补水恐增湿,风寒有党,未能遽去。然肾火乃真火也,邪真不两立,故补真火实制邪火也。况水中有火,何湿不去?最难治者,水邪即去,风寒不治自散。用肾痹汤:白术一两,枣皮、茯苓、苡仁、骨皮五钱,杜仲三钱,肉桂一钱,附子、防己五分,石斛二钱。二十剂全愈。妙在补水少,去湿多,况并未补水,于水中补火,火无太炎;于水中祛寒,寒无太利。寒湿既去,风又安能独留?又有防己祛邪,故风寒湿尽去。

(《辨证奇闻·卷二·痹证》)

　　按:本案肾阳虚衰又感寒湿,内外合邪,故成肾痹之病。治疗未执着于外有寒湿,过用风药发散;而是以附、桂温肾阳,苓、术、苡仁等淡渗利湿,肾阳充足则寒湿等阴翳自散矣。

第五节　骨　痹

【经文辑录】

人有身寒，汤火不能热，厚衣不能温，然不冻栗，是为何病？岐伯曰：是人者，素肾气胜，以水为事，太阳气衰，肾脂枯不长，一水不能胜两火。肾者水也，而生于骨，肾不生则髓不能满，故寒甚至骨也。所以不能冻栗者，肝一阳也，心二阳也，肾孤藏也，一水不能胜二火，故不能冻栗，病名曰**骨痹**，是人当挛节也。

《素问·逆调论篇第三十四》

风、寒、湿三气杂至，合而为痹也。其风气胜者为行痹；寒气胜者为痛痹；湿气胜为著痹也……以冬遇此者为**骨痹**。

《素问·痹论篇第四十三》

病在骨，骨重不可举，骨髓酸痛，寒气至，名曰**骨痹**。

《素问·长刺节论篇第五十五》

积寒留舍，荣卫不居，卷肉缩筋，肋肘不得伸，内为**骨痹**。

《素问·气穴论篇第五十八》

太阳有余，病**骨痹**身重。

《素问·四时刺逆从论篇第六十四》

虚邪之中人也，洒渐动形，起毫毛而发腠理。其入深，内搏于骨，则为**骨痹**。

《灵枢·刺节真邪第七十五》

【阐释与发挥】

"骨痹"，属五体痹之一，以关节的拘挛、酸重、不用为特点，其病名首见于《黄帝内经》。汉代华佗《中藏经》在"论骨痹"中指出："三焦之气痞而不通……饮食不糟粕……不语……不充……不遂……不仁。"其症状涉及上、中、下三焦，表现为不语、脾胃不充、腰膝不遂、四肢不仁等。隋巢元方《诸病源候论》中记载汗出入水亦可致骨痹，唐孙思邈《千金翼方》描述骨痹症状为"手不能举，肿痛而逆"，之后王焘在《外台秘要》中描述得更为详细，两人在其著作中均提到"骨极"一名，其病因病机、临床表现与骨痹关系密切。金张从正《儒门事亲》

中记载了骨痹的症状,"两胯似折,面黑如炭,前后廉痛,痿厥嗜卧"。严用和《严氏济生方》:"不遂而痛且胀。"李中梓《医宗必读》:"痛苦切心,四肢挛急,关节浮肿。"对骨痹的临床表现,历代医家虽有不同的见解,但基本上还是以《黄帝内经》为基础加以发挥和补充。

骨痹发病有外因和内因,多因感受外邪或肝肾亏虚而发病。外邪入侵是骨痹发病的外在条件。如《素问·气穴论篇》曰:"积寒留舍……内为骨痹。"《灵枢·刺节真邪》曰:"虚邪之中人也……内搏于骨,则为骨痹。"马莳注曰:"故冬遇此三者,则为骨痹。盖肾主冬,亦主骨,肾气衰则三气入骨,故名之曰骨痹。"肾精不足,肝血亏虚,则不能滋荣筋骨,以致筋挛骨痛、肢节失用发为骨痹。《素问·逆调论篇》曰:"太阳气衰,肾脂枯不长……肾不生则髓不能满,故寒甚至骨也……病名曰骨痹。"《素问·四时逆从论篇》曰:"太阳有余病骨痹身重,不足病肾痹。"《圣济总录·诸痹门》论其病机为"肾脂不长则髓涸而气不行,骨乃痹而其证内寒也",可见骨痹风、寒、湿邪不甚明显,而以肾虚髓枯之象为重。

骨痹的施治,《黄帝内经》尚未记载具体处方用药,而以针刺等法治疗。《灵枢·官针》提出用短刺和输刺法,"短刺者,刺骨痹,稍摇而深之,致针骨所,以上下摩骨也""输刺者,直入直出,深内之至骨,以取骨痹",都是针刺至骨,以驱寒邪的刺法。张从正论述骨痹的治法,有别于其他医家所采用的补肾之法,先用苦剂涌吐,再利用白术、茯苓之类健脾祛湿,使得后天之精生化有源,填补先天之精,再配合针刺肾俞、太溪,补肾强壮筋骨。孙思邈提出以补肾益气,祛风止痛之八风十二散治疗手关节肿痛,抬举费力之骨痹。《千金翼方·脚气》云:"八风十二痹散。主……手不能举,肿痛而逆,骨痹也……并悉主之方。"宋、金、元医家采用补肾填精,强筋健骨之青娥丸为代表的方剂治疗骨痹,《寿亲养老新书·集方》云"青娥丸,治肾气虚弱,腰痛俛仰不利,秘精,大益阳事,老人服此,颜色还童,少年服此,行步如飞",《类证治裁·痹症论治》提出以安肾丸补肾健脾,温阳止痛来治疗骨痹,《圣济总录·诸痹门》以石斛丸、肾沥汤之类大补肾中元阳真精。肾痹与骨痹在症候表现上有相似之处,古代医家也时有混淆。综合来看,骨痹多侧重于外感所致,肾痹多由肾虚所致,故骨痹在治疗上以攻邪为主,肾痹在治疗上以补肾为要。

【医案举隅】

骨痹医案　陈下酒监魏德新,因赴冬选,犯寒而行。真气元衰,加之坐卧冷湿,食饮失节,以冬遇此,遂作骨痹。骨属肾也,腰之高骨坏而不用,两胯似折,面黑如炭,前后廉痛,痿厥嗜卧。遍问诸医,皆作肾虚治之。余先以玲珑灶熨蒸数日,次以苦剂,上涌讫,寒痰三二升。下虚上实,明可见矣。次以淡剂,使白术除脾湿,令茯苓养肾水,责官桂伐风木。寒气偏胜,则加姜、附,否则不加。又刺肾俞、太溪二穴,二日一刺。前后一月,平复如故。仆尝用治伤寒汗、下、吐三法,移为治风痹痿厥之法,愈者多矣。

(《儒门事亲·卷一·指风痹痿厥近世差玄说二》)

按:本案体现了张从正"以攻药居其先"的特点,对于骨痹之病,先以苦剂涌吐,荡涤体内痰邪阻滞;再以苓、桂、术温阳化饮,淡渗利湿;后以针刺肾俞、太溪补肾益气,强健筋骨。治法丰富多样,且层层推进,值得效法。

第六节 骨 痿

【经文辑录】

转摇不能,肾将惫矣。

《素问·脉要精微论篇第十七》

肾主身之骨髓……肾气热则腰脊不举,骨枯而髓减,发为**骨痿**。

《素问·痿论篇第四十四》

有所远行劳倦,逢大热而渴,渴则阳气内伐,内伐则热舍于肾,肾者水脏也,今水不胜火,则骨枯而髓虚,故足不任身,发为**骨痿**。故《下经》曰:骨痿者生于大热也。

《素问·痿论篇第四十四》

肾脉……微滑而**骨痿**,坐不能起,起则目无所见。

《灵枢·邪气脏腑病形第四》

恐惧而不解则伤精,精伤则**骨酸痿厥**,精时自下。

《灵枢·本神第八》

【阐释与发挥】

骨痿属痿证之一,首见于《素问·痿论篇》。从经文的描述来看,骨痿的主要症状为腰脊不举、坐不能起、不能转摇、精时自下等。《圣济总录·卷第五十二·肾脏虚损骨痿羸瘦篇》增加了消瘦的症状,曰:"夫肾脏虚损,骨痿羸瘦者,盖骨属于肾,肾虚损,则髓竭骨枯,阳气既衰,身体无以滋养,所以骨痿,肌肤损削而形羸瘦也。"《普济方·虚劳门》附论中对于骨痿描述为"其或骨间有热,以至四肢缓弱不举,此则骨痿"。《证治汇补·痿躄篇》言:"骨痿者,色黑耳焦,腰膝难举,肾受热也。"对于骨痿的脉象,《黄帝内经》指出"肾脉微滑"。《普济方·方脉总论篇》基于"骨痿属虚证又常夹相火",指出:"主脉数,客脉濡,数濡相合,主骨痿不能起于床。"《症因脉治·痿症论》甚至将骨痿的脉象与不同证型一一对应,"尺脉大而虚者为肾气不足,搏而急者为肾经火发,细而疾者为肾水干竭"。有学者认为西医学疾病如骨质疏松症、多发性硬化、视神经脊髓炎等脱髓鞘疾病与骨痿较为相似。

对于骨痿的成因,《黄帝内经》提出了"远行劳倦""逢大热而渴""恐惧不解"等。在外邪致病方面,《儒门事亲》指出温热毒邪亦可致骨痿,《风痹痿厥近世差玄说篇》云:"髓竭足躄,传为骨痿……大抵痿之为病,皆因客热而成,好以贪色,强力过极,渐成痿疾。故痿躄属肺……骨痿属肾。"《解围元薮·软瘫风》指出,风冷贼邪直中脏腑,伤脾损肾可发为骨痿:"水洼云:手脚游肿作痛,四肢不收,古称骨痿,即因痹也。由风冷贼邪中伤髓液,脾土不固,五脏无本,以致血气亏乏。"《医学碎金·五脏正经自病》认为湿邪内侵可致骨痿,曰:"久坐湿地,强力入水,则伤于肾,其证骨痿,不能起于床者,死。"在内伤病因上,后世医家明确了房劳损肾可致骨痿,《扁鹊心书·灸法》中言:"腰足不仁,行步少力,乃房劳损肾,以致骨痿。"《医学纲目·卷之二十八·腰痛篇》认为房劳损肾可致骨痿,曰:"膏粱之人,久服汤药,醉以入房,损其真阴肾气,肾气热则腰脊痛而不能举。"此外,过用吐药可致骨痿,如《证治汇补·痰症虚痰忌吐》曰:"虚痰上溢者,宜补气行痰,若过用吐药,则无以滋养经络,变为肾枯骨痿。"而对于骨痿的病机,诸家均沿袭了《黄帝内经》"骨痿生于大热"的观点,《脉症治方·诸痛》曰:"盖肾虚则火旺,火旺则阴愈消,不能营养,故作痛也。久而不治,则成骨痿。"

《黄帝内经》提出了治疗痿证的大法,如《素问·痿论篇》言"治痿者独取阳明"和"各补其荥而通其俞,调其虚实,和其逆顺",骨痿当参照治疗。因骨痿于肾虚密切相关,故后世医家侧重于补肾益精为主,如《太平圣惠方·卷七·治肾脏虚损骨痿羸瘦诸方》提出,"治肾脏虚损,骨痿无力,坐而难起,目视茫茫,恍惚不定,短气,肌髓羸瘦"可用牛膝丸。《素问病机气宜保命集篇·虚损论第二十二》提出:"金刚丸治肾损骨痿不能起于床,宜益精。"《圣济总录·卷第五十二·肾脏虚损骨痿羸瘦篇》提出"治肾脏虚损,骨痿羸瘦,心烦腹急,腰重耳鸣,行步无力"宜用鹿茸丸。明清医家开始辨证施治骨痿,对于肾虚骨痿,《医方考·痿痹门》提出六味地黄丸加黄柏、知母方亦可治之。《删补颐生微论·丸方十八首》提出虎潜丸"治肾阴不足,筋骨痿软,不能步履"。《症因脉治·痿症论》提出可根据脉象辨证选方,尺脉大而虚者可用人参固本丸补肾气,搏而急者可用知柏天地煎降肾火,细而疾者可用坎离既济丸滋肾水。对于房劳损肾之骨痿,《医学纲目·腰痛》认为:"宜六味地黄丸、滋肾丸、封髓丹之类,以补阴之不足也。"对于肺热叶焦伤及于肾之骨痿,应先以清热润肺为主,如《医学入门·杂病用药赋》提出:"痿入骨处,清燥汤中减(柴胡、黄连、猪苓、泽泻)四味(名减味清燥汤,治骨痿)厥初昏时,苏合香丸灌一盅。"对于风冷贼邪伤肾之骨痿,治宜搜风顺气,养血通痹,《解围元薮·软瘫风》曰:"以神仙换骨丹,搜风顺气丸,二八济阳丹等选治。"

【医案举隅】

肾虚骨痿案 文学陆元振,经年伏枕,足膝枯细,耳轮焦薄,形容憔悴。历访名医俱用四物地黄汤,反觉胸膈凝滞,饮食减少,自谓此身永废而心犹未慊。延予商治,诊两寸关俱见沉滞,独尺部洪大,重按若绝,此肾虚精耗髓空骨痿之征也。盖肾者作强之官也,居下而主阴气,藏精而充骨髓者也。故肾旺则精盈,而肢节坚强;肾虚则髓竭,而膝腘软弱。王太仆云:滋苗者必固其根,伐下者必枯其上。今坎水不能灌溉经络,滋养百骸,宜乎耳轮焦薄,足膝枯细也。《黄帝内经》所谓肾气热则腰脊不举,足不任身,骨枯髓减,发为骨痿,端合此证。若徒事滋阴,恐用草木不能骤补精血,反壅滞阳气,以致中脘不舒。痿痹艰难耳,必用气血之属同类相求,兼以报使之品直抵下焦,譬之天雨沟渠盈溢滂沛河泽。奚虑隧道不行足膝难步耳。疏方:用人参、白术、当归、地黄、茯苓、肉桂、鹿茸、龟甲、葳蕤、牛膝等,重剂,数帖而稍能转舒,百帖而愈。

(《旧德堂医案》)

按:本案因思虑过度,暗耗精血,肾元不固,渐成骨痿之症。故以鹿茸、龟甲等血肉有情之品补益精血,且能直达下焦;以参、苓、术、归、地等两补气血而不碍胃。方以重剂,方起沉疴,用药狠准,乃得良效。

第七节　肾　　胀

【经文辑录】

肾气虚则厥,实则**胀**。

《灵枢·本神第八》

肾胀者,腹满引背央央然,腰髀痛。

《灵枢·经脉第十》

【阐释与发挥】

肾胀,属胀病之一,《灵枢·胀论》详述了五脏六腑之胀,"胀者,皆在于脏腑之外,排脏腑而郭胸胁,胀皮肤,故命曰胀""其脉大坚以涩者,胀也""肾胀者,腹满引背央央然,腰髀痛"。可见肾胀亦为以症命名,即腰胀、腹胀满,牵连至背,胀闷不舒,且腰髀部疼痛难忍,其脉大坚涩。西医学之多囊肾病、梗阻性肾病与肾胀相似。

《灵枢·胀论》指出:"厥气在下,营卫留止,寒气逆上,真邪相攻,两气相搏,乃合为胀也。"虽未单列论述肾胀的原因,但根据其所论"凡此诸胀者,其道在一",可知营卫失和,寒气侵袭,内外合邪是胀病产生的总根源。后世医家对肾胀的产生原因进一步聚焦于肾。如《圣济总录·肾脏门》云:"盖肾主腰脚,其经属足少阴,与足太阳为表里,肾经所过,抵少腹通膀胱经支内,过髀枢循髀外,是动则病髀不可以曲,今寒气积于肾经不得宣,故气留滞而为胀,名曰肾胀。"《医醇賸义·胀》:"肾本属水,寒气乘之,水寒则成冰,气益坚凝,坎中之真阳不能外达,故腹满引背,时形困苦。腰髀痛则下元虚寒,营血不能流灌也。"《丁甘仁医案·肿胀案》:"肾为水脏,腰为肾府,寒着于肾,下元虚寒,真阳埋没,阴邪充斥,故腹满而腰髀痛也。宜温肾助阳,而驱浊阴,俾得阳光普照,则阴霾自消。"

对于肾胀的治疗,《灵枢·胀论》提出了治疗原则:"审其胗,当泻则泻,当补则补。"《针灸甲乙经》补充了具体的穴位,曰:"肾胀者,肾俞主之,亦取太溪。五脏六腑之胀,皆取之三里,三里者,胀之要穴也。"对于肾胀的治疗方药,《医醇賸义·胀》提出"当温肾祛寒,温泉汤主之。"《圣济总录》亦云:"治肾虚胀,寒气不宣利,上攻腹内及背腰脊髀痛,温经汤主之。"此温经汤与《金匮要略》温经汤乃同名异方,以温经散寒,补益肝肾为主。《圣济总录》列有八味丸、鹿茸丸等方剂5首,大抵以温肾散寒为主。

【医案举隅】

肾胀医案　顾鸣仲有腹疾,近三十年,朝宽暮急,每发腹胀,十余日方减。食面及房劳,其应如响。腹左隐隐微高鼓,呼吸触之,有声。以痞块法治之,内攻外贴,究莫能疗。喻嘉言议之曰:人身五积六聚,心、肝、脾、肺、肾之邪,结于腹之上下左右,及当脐之中者,皆高如覆盂者也。胆、胃、大小肠、膀胱、命门之邪,各结于其本位,不甚形见者也。此症乃肾脏之阴气,聚于膀胱之阳经,有似于痞块耳。肾有两窍,左从前通膀胱,右从后通命门,邪结于腹之左畔,即左肾与膀胱为之主也。六腑惟胆无输泻,其五腑受五脏浊气,不能久留,即为输泻者也。今肾邪传于膀胱,膀胱失其输泻之职,旧邪未行,新邪踵至,势必以渐透入募原,如革囊裹物者然。夫人一围之腹,大小膀胱俱居其中,而胞又居膀胱之中,惟其不久留而输泻,是以宽然有余。今肾气不自收摄,悉输膀胱,膀胱之气蓄而不泻,失其运化,宜其胀也。治法补肾水而致充足,则精气深藏,而膀胱之胀自消;补膀胱而令气旺,则肾邪不蓄,而输化之机自裕。然补肾易而补膀胱难,以本草诸药,多泻少补也。经于膀胱之不足者,断以死期,岂非以膀胱愈不足则愈胀,胀极,势必逆传于肾,肾胀极,势必逆传于小肠,小肠胀极,势必逆传于脾,乃至通身之气,散漫而无统耶? 医者能早见而预图之,能事殚矣。

(《续名医类案·卷十·痞》)

按:本案患者腹胀近三十年,内攻外贴,均无疗效,可谓顽疾。喻氏详细分析了肾胀的形成,然未出方药,肾气丸或可收效。

第八节　肾心痛

【经文辑录】

邪客于足少阴之络,令人卒**心痛**暴胀,胸胁支满。

《素问·缪刺论篇第六十三》

厥心痛,与背相控,善瘛,如从后触其心,伛偻者,**肾心痛**也,先取京骨、昆仑,发狂不已,取然谷。

《灵枢·厥论第二十四》

心痛引腰脊,欲呕,取足少阴。

《灵枢·杂病第二十六》

心痛引背,不得息,刺足少阴,不已,取手少阳。

《灵枢·杂病第二十六》

【阐释与发挥】

　　肾心痛,指肾气厥逆,上犯于心所致的心痛证,以心痛牵引腰背为特点,伴四肢抽搐、弯腰曲背。肾心痛始见于《灵枢·厥病》,该篇将厥心痛按照其脏腑兼证分为肾、胃、脾、肝、肺心痛5种。刘完素在《素问病机气宜保命集》中首次把厥心痛分为热厥心痛、寒厥心痛两种,详细论述了其症状、脉象及治疗方药等,对后世影响较大。《圣济总录》"心痛门"中将肝心痛、脾心痛、胃心痛、肾心痛与厥心痛并列讨论。中华全国中医学会内科学会1987年拟定的《心痹诊断及疗效评定标准》对肾心痛的症状表述为:心痛彻背,背痛彻心,胸背拘急,畏寒肢冷,腰膝酸软,伛偻不伸,足跗下肿,舌体胖,质淡,或紫暗有瘀斑,苔白滑润,脉沉涩、细弱、弦紧、结代无力;或兼见口渴咽干,五心烦热,夜热盗汗,舌红苔少,或有裂纹,脉沉细小数或虚大无力。学术界认为,厥心痛类似于西医学之冠心病心肌梗死,有学者认为肾心痛者相当于冠心病伴有脑、肾动脉硬化症,可资参考。

　　对于肾心痛的成因,《黄帝内经》认为是"邪客于足少阴之络"所致。《古今医统大全·卷之五十六·心痛门》认为属七情内伤所致:"肾心痛者,与背相引……皆脏气不平,喜怒忧郁所致,属内因。"张景岳在《类经·针刺类》中曰"足少阴之经,由股内后廉贯脊属肾,其直者,从肾上贯肝膈入肺中。凡疼痛如从脊后触其心而伛偻者,以肾邪干心",指出肾心痛多为肾邪循经上冲于心所致。张璐在《张氏医通·诸痛门》曰"肾心痛者,多由阴火上冲之故",认为肾心痛多由相火上逆所致。清代程杏轩《医述·卷十一·杂证汇参》亦持"阴火上冲"之说。

　　《黄帝内经》有关肾心痛的治疗,主要是针刺本经足少阴肾,取穴为先取京骨和昆仑穴,若针后仍痛不止,则取然谷穴。宋代《圣济总录》指出,桃花散治"肾心痛如物从背触心,牵脊伛偻"。金代刘完素在《素问病机气宜保命集》中将厥心痛化繁为简,径分寒、热二证论治。其治疗寒厥心痛代表方为术附汤,治疗热厥心痛代表方为金铃子散。清代林珮琴在《类证治裁·心痛论治》中对此5种心痛分别立方："厥心痛与背相控,如从后触其心,伛偻者,肾心痛也。神保丸。"现代医家宋孝志指出,治疗肾心痛根据证之轻重,分别选用乌头赤石脂丸、薏苡附子散、瓜蒌薤白白酒加半夏汤。路志正将肾心痛分为肾气虚心痛、肾阴虚心痛、肾阳虚心痛、肾精虚心痛、心肾不交心痛、惊恐伤肾心痛 6 种,分别治以右归丸、左归丸合《症因脉治》知柏天地煎、金匮肾气丸合保元汤、还少丹合四物汤、黄连阿胶鸡子黄汤合交泰丸或天王补心丹、《普济本事方》茯神散酌加活血安神药治疗。

【医案举隅】

肾心痛案 张某,男,62 岁,退休工人。1993 年 4 月 7 日初诊。患者 3 年来常感心悸,乏力,咽中阵发性紧缩感,曾到多家医院检查,确诊为冠心病,经用药疗效不显。现主要证候:咽喉部反复出现发紧发憋感,同时胸闷隐痛亦加重,伴见心悸怔忡,腰酸痛,精神不振,乏力倦怠,阳痿,肢冷,舌质淡红,苔白,脉沉涩、结代。心电图示左束支传导阻滞,频发早搏,心肌供血不足。诊断为冠心病心绞痛。中医辨证为肾心痛,治以温肾助阳,益精填髓,佐以行气和血。处方:熟地 12 克,山药 10 克,鹿角胶 6 克(烊化),菟丝子 10 克,枸杞子 10克,制附片 6 克,仙灵脾 12 克,当归 10 克,丹参 15 克,玉蝴蝶 12 克,6 剂,水煎服。服上方后,精神好转,嗓子发憋感次数减少,但仍有心悸、乏力、脉搏间歇频作。上方加细辛 3 克,太子参 12 克以益气通阳。在此基础上,先后加减用生龙牡、肉苁蓉、桂枝尖、炒桑枝、绿萼梅等。共治疗 4 个月,服药百余剂。临床症状消失,心电图改善。嘱其慎起居、避风寒、节饮食,继以金匮肾气丸善后。

(路志正,《肾心痛辨治》,中国中医药信息杂志,2000)

按:胸痹之病,临床容易滥用仲景之瓜蒌薤白类方剂。本例患者在胸闷胸痛的同时出现了腰背酸痛的症状,结合《黄帝内经》原文,路志正辨为肾心痛,先后以右归丸加减、金匮肾气丸调治而收效。

第九节 少阴腰痛

【经文辑录】

肾脉搏坚而长,其色黄而赤,当病**折腰**。

《素问·脉要精微论篇第十七》

足少阴令人**腰痛**,痛引脊内廉,刺少阴于内踝上二痏,春无见血,出血太多,不可复也。

《素问·刺腰痛篇第四十一》

有病厥者,诊右脉沉而紧,左脉浮而迟,不知病主安在?岐伯曰:冬诊之,右脉固当沉紧,此应四时,左脉浮而迟,此逆四时,在左当主病在肾,颇关在肺,当**腰痛**也。

《素问·病能篇第四十六》

少阴所谓**腰痛**者,少阴者申也,七月万物阳气皆伤,故**腰痛**也。

《素问·脉解篇第四十九》

肾病,少腹、**腰脊痛**。

《素问·标本病传论篇第六十五》

少阴司天之政,气化运行先天……寒厥入胃,心痛**腰痛**,腹大……初之气……民反周密,关节禁固,腰脽痛。

《素问·六元正纪大论篇第七十一》

少阴在泉,客胜则**腰痛**。

《素问·至真要大论篇第七十四》

肾盛怒不止则伤志,志伤则喜忘其前言,**腰脊不可以俯仰屈伸**。

《灵枢·本神第八》

在外者不能俯,在内者不能仰。故阳病者**腰反折不能俯**,阴病者不能仰。

《灵枢·经筋第十三》

【阐释与发挥】

腰痛是临床常见症之一,可见于肾痹、肝痹、肾风、风水等疾病之中,其成因也有寒热虚实的不同,与五脏六腑都有关系,但与肾的关系最为密切。《黄帝内经》虽未把少阴腰痛作为一个单独的疾病来看待,但其诸多篇章均探讨了少阴肾经相关病变可引起腰痛。《素问·脉解篇》云:"少阴所谓腰痛者,少阴者肾也,十月万物阳气皆伤,故腰痛也。"《素问·至真要大论篇》载:"少阴在泉,客胜则腰痛。"《三因极一病证方论·外因腰痛论》首次明确提出了少阴腰痛的概念:"少阴腰痛,痛引脊内。"《医学入门·外集》概括为歌诀:"少阴腰痛背及脊。"《奇效良方·腰痛门》云:"阳气不足,少阴肾衰,是以腰痛。"结合《黄帝内经》原文来看,广义的少阴腰痛也涵盖了肾虚腰痛的内容。其主要症状为腰痛,甚者腰痛连脊,其脉象为搏坚而长。后世医家沿袭了《黄帝内经》肾与腰的关系,《诸病源候论》首次提出了"肾主腰脚"的观点,"肾主腰脚。肾经虚损,风冷乘之,故腰痛也"。

在少阴腰痛的成因上,《素问》之《脉解篇》强调的是肾阳虚衰,《六元正纪大论篇》《病能论篇》指出外寒入侵是腰痛的主要因素,而《灵枢·本神》则指出情志因素可致少阴腰痛的发生,杨上善解释为"肝来乘木,故不已伤志"。综合来看,外感内伤均可导致少阴腰痛的发生。《诸病源候论》对腰痛病因总结为五种,除外伤外,肾气虚是发生腰痛的先决条件。孙思邈首先提出了"肾虚腰痛"这一病名,创立了著名的独活寄生汤。《圣济总录·腰痛门》云:"腰者一身之要,屈伸俯仰,无不由之,或风寒所客,或肾气损伤,使筋脉拘急动摇转侧不得,故腰痛也。"宋代窦材《扁鹊心书·附窦材灸法》云:"腰足不仁,行步少力,乃房劳损肾,以致骨痿……中年以上之人,腰腿关节作痛,乃肾气虚惫也。"

《素问》有专篇《刺腰痛篇》探讨了腰痛的针刺疗法,对于少阴腰痛,明确提出"刺少阴于内踝上二痏"。至于具体的穴位,王冰认为是复溜穴:"少阴脉穴俞所主此腰痛者,当刺内踝上,则正复溜穴也。"而高世栻则认为是太溪穴:"当刺少阴与内踝上,左右太溪二痏。"后世医家更多从方药角度进行了完善。《备急千金要方·肾脏方》载:"治肾虚腰痛方:革、白术、桂心(各三分),牡丹皮(二分)。上四味治下筛,酒服方寸匕,日三。亦可作汤,服之甚良。又方:附子(二分),桂心、牡丹皮(各一两)。上三味治下筛,酒服一刀圭,日再。甚验。"《丹溪心法·腰痛》载:"青娥丸,治肾虚腰痛,益精助阳。破故纸(四两,炒),杜仲(四两,炒去丝),生姜(二两半,炒干)。上为末,用胡桃肉三十个研膏,入蜜,丸桐子大。每服五十丸,盐酒下。"李杲《东垣试效方·腰痛门》认为:"然有房事劳伤肾虚腰痛者,是阳气虚弱,不能运动故也。《经》言:腰者肾之府,转摇不能,肾将败矣。宜肾气圆、鹿茸茴香丸类,以补阳之不足也。如膏粱之人,久服阳药,醉以入房,损其真阴肾气热,肾气热则腰脊痛而不能举,久则髓减骨枯,骨枯发为骨痿,宜六味地黄圆、温肾圆、封髓丹之类,以补阴之不足也。"《丹台玉案·卷之五·腰痛门》:"立安饮,治肾虚腰痛。杜仲(盐水炒)、黄柏(炒)、破故纸(炒)、人参、菟丝子、牛膝(各一钱五分),白茯苓、当归、川芎、生地(各二钱)。水煎,临服加盐三分。"《类证治裁·胎前论治》指出:"肾虚腰痛,大补元煎。"

【医案举隅】

少阴腰痛案　息城酒监赵进道,病腰痛,岁余不愈。诊其两手脉,沉实有力,以通经散下五七行,次以杜仲去粗皮细切,炒断丝为细末,每服三钱;猪腰子一枚,薄批五七片,先以椒盐腌去腥水,掺药在内,裹以荷叶,外以湿纸数重封,以文武火烧熟,临卧细嚼,以温酒送下,每旦以无比山药丸一服,数日而愈。

(《儒门事亲・卷二・推原补法利害非轻说十七》)

按:张子和为攻邪派医家的代表人物,崇尚攻邪以祛病,本案因其两手脉沉实有力,故以通经散通下其盘踞之邪。然患者腰痛日久,肾虚当为其根本,故以杜仲、猪腰、无比山药丸等补肾强腰,祛邪与扶正兼顾,数日而愈。

第十节　肾厥头痛

【经文辑录】

是以**头痛**巅疾,下虚上实,过在足少阴、巨阳,甚则入肾。

《素问・五脏生成篇第十》

两感于寒者,病一日则巨阳与少阴俱病,则**头痛**口干而烦满。

《素问・热论篇第三十一》

头痛筋挛骨重,怯然少气……夫浮而弦者,是肾不足也。

《素问・示从容论篇第七十六》

厥**头痛**,贞贞头重而痛。

《灵枢・厥论第二十四》

【阐释与发挥】

肾厥头痛,多由寒邪入侵少阴,或少阴肾气亏虚,导致经气厥逆所致,症见头痛而重,痛连骸骨,四肢厥冷,其脉弦坚。

"厥"有气逆于上之义。汉代刘熙《释名・释疾病》云:"厥,逆气从下厥起。"《素问・厥论篇》《灵枢・厥病》等篇论及厥证,病机上多由此立论,认为气机升降失序,厥逆上行所致。如隋杨上善《太素・卷第二十六》云"夫厥者,气动逆也",《素问・调经论篇》"血之于气并走于上"之"大厥",《素问・生气通天论篇》"大怒而形气绝,血菀于上"之"薄厥"等。

肾厥头痛,《黄帝内经》并无此病名,但书中提及"厥头痛"。在论述"头痛"的时候,两次论及少阴,一次直接提到"肾不足"。"肾厥头痛"之名,首见于宋代许叔微《普济本事方·头痛门》,该书继承了《黄帝内经》"肾不足"的观点,指出肾厥头痛的病因源于下焦肾虚:"下虚者,肾虚也,故肾厥则头痛。""肾气不足,气逆上行,头痛不可忍,谓之肾厥。"该书还指出肾厥的脉象:"肾厥,其脉举之则弦,按之石坚。"其后的《妇人大全良方·卷之四》较为详细地论述了肾厥头痛的症状:"若头痛筋挛,骨重少气,哕噫腹满,时惊,不嗜卧,咳嗽烦冤,其脉举之则弦,按之石坚。"对其病机,亦认为:"肾气不足而内著,其气逆而上行,谓之肾厥头痛。"

因头痛的分经证治较有特色,故后世与肾相关的头痛大多称为"少阴头痛"。少阴头痛作为独立病名出现,最早见于金元时期,源于医家们开始对头痛使用引经之药,《历代本草药性汇解》引张元素曰:"易老云,治少阴头痛……少阴则细辛。"李东垣在此基础上,将头痛由四经辨证拓展至六经辨证,增加了因痰致病的太阴头痛和因气逆导致的少阴头痛,并针对六经辨证头痛给予相应的治疗方药。《兰室秘藏·头痛门》曰:"少阴经头痛,三阴、三阳经不流行,而足寒气逆,为寒厥,其脉沉细。麻黄、附子、细辛为主。"《症因脉治·头痛》在"足寒气逆"的基础上,增加了"痛连骸骨"的论述:"心疼烦闷头痛,痛连胲骨,少阴症也。"朱丹溪则根据脉象理论明确提出"寸脉紧急或短,皆曰头痛",并且指出少阴头痛的典型脉象:"少阴头痛,脉沉细为寒厥。"

张景岳指出少阴头痛的基本病机是肾精亏虚:"头痛巅疾,实于上也。上实者因于下虚,其过在肾与膀胱二经。盖足太阳之脉从巅络脑,而肾与膀胱为表里,阴虚阳实,故为是病,甚则腑病已而入于脏,则肾独受伤矣。"肾主藏精生髓,而脑为髓海,故少阴精气虚则亦可致髓海失养而头痛。《医学纲目·伤寒部》引东垣曰:"太阴头痛者,必有痰也,少阴头痛者,足寒而气逆也。盖太阴、少阴二经,虽不至头,然痰与气逆壅于膈中,则头上气不得畅降而为痛也。"解释了足少阴经循行不上头部却能导致头痛的机制,为痰气中阻,交通不能。同时提出"足寒气逆"的病因病机,暗示了少阴头痛的病机也涉及"厥"。

在治疗上,肾厥头痛与少阴头痛选方用药略有区别。对肾厥头痛的治疗,许叔微创立玉真丸。《妇人大全良方·卷之四》也提出:"肾厥头痛,宜玉真丸与硫黄丸。"二方的主药均有硫磺,以温阳补肾为主旨。《冯氏锦囊秘录·杂症痘疹药性主治合参卷四十一》:"硫磺,纯阳之精,能补真火,可救颠危,乌须黑

发，真可延年。"而对于少阴头痛的治疗，《兰室秘藏·头痛门》曰："少阴头痛经
头痛……麻黄、附子、细辛为主。"后世医家大多宗东垣之论，麻黄附子细辛汤
也成为治疗少阴头痛的代表方，如《类证治裁·头痛论治》："少阴头痛，足寒气
逆，为寒厥，脉沉细，麻黄附子细辛汤主之。"

综上所述，笔者认为肾厥头痛、少阴头痛从本质而言，均属与肾相关的头
痛，二者仅从不同侧面强调了此类头痛的病机特点。肾厥头痛强调了肾经虽
不上头，但厥气上行，上逆于头引起头痛的病机。少阴头痛主要是从整体观出
发，考虑经络与人体部位的关系，将头痛依据疼痛部位及相兼症状进行分经定
位，从而分经论治。在治疗上，肾厥头痛多源于肾虚，治宜玉真丸或硫黄丸；少
阴头痛多侧重于外寒客于少阴，治宜麻黄附子细辛汤。

【医案举隅】

少阴头痛案 邓某某，男，成年。初因受寒而起病，误服辛凉之剂，未效。
病经十余日，头痛如斧劈，势不可忍，午后则恶寒体痛，脉沉弱无力，舌苔白滑
而不渴饮。此乃寒客少阴，阻碍清阳不升，复以辛凉耗其真阳，正虚阳弱，阴寒
遏滞经脉。头为诸阳之会，今为阴邪上僭攻于头，阳不足以运行，邪正相争，遂
成是状。以扶正除邪之法，加味麻黄细辛附子汤治之。附片 100 克，干姜 36
克，甘草 6 克，麻黄 10 克，细辛 5 克，羌活 10 克。服 1 剂，痛减其半，再剂霍然
而愈。

（《吴佩衡医案》）

按：本案为典型的少阴头痛医案，其病因为外感寒邪，寒客少阴所致，方
用加味麻黄附子细辛汤，其效如神。吴佩衡乃火神派代表人物之一，善用经
方，故本方方简量大。方内寓有四逆汤，能温扶阳气上交于头；麻黄、细辛、羌
活祛客寒达于太阳，由膀胱而化，此乃温经散寒，扶正除邪之法。六经病皆有
头痛，治遵仲景六经之法，均能获效，出方有绳，庶不至误。

第十一节 肾 风

【经文辑录】

有病**肾风**者，面胕庞然壅，害于言，可刺不？岐伯曰：虚不当刺，不当刺而

127

刺,后五日其气必至。帝曰:其至何如?岐伯曰:至必少气时热,时热从胸背上至头,汗出手热,口干苦渴,小便黄,目下肿,腹中鸣,身重难以行,月事不来,烦而不能食,不能正偃,正偃则咳甚,病名曰**风水**,论在《刺法》中。

《素问·评热病论篇第三十三》

以春甲乙伤于风者为肝风,以夏丙丁伤于风者为心风,以季夏戊己伤于邪者为脾风,以秋庚辛中于邪者为肺风,以冬壬癸伤于风者,为**肾风**。

《素问·风论篇第四十二》

肾风之状,多汗恶风,面庞然浮肿,脊痛不能正立,其色炲,隐曲不利,诊在颐上,其色黑。

《素问·风论篇第四十二》

有病庞然如有水状,切其脉大紧,身无痛者,形不瘦,不能食,食少,名为何病?岐伯曰:病生在肾,名为**肾风**。肾风而不能食,善惊,惊已心气痿者死。

《素问·奇病论篇第四十七》

肾肝并沉为石水,并浮为**风水**,并虚为死,并小弦欲惊。

《素问·大奇论篇第四十八》

勇而劳甚则肾汗出,肾汗出逢于风,内不得入于脏腑,外不得越于皮肤,客于玄府,行于皮里,传为胕肿,本之于肾,名曰**风水**。

《素问·水热穴论篇第六十一》

风水肤胀,为五十七痏,取皮肤之血者,尽取之。

《灵枢·四时气第十九》

视人之目窠上微痈,如新卧起状,其颈脉动,时咳,按其手足上窅而不起者,**风水**肤胀也。

《灵枢·论疾诊尺第七十四》

淫邪流溢于身,如**风水**之状,而溜不能过于机关大节者也。

《灵枢·九针第七十八》

【阐释与发挥】

肾风,为五脏风之一。肾受风邪所致的疾患,以面部浮肿、腰痛、色黑为主证。《素问·风论篇》:"以冬壬癸中于邪者为肾风。"王冰注曰:"冬壬癸水,肾主之。"因冬和肾五行均属水,根据同气相求理论,冬壬癸伤于风邪,即为肾风。肾风如因误刺,肾气大虚,水邪泛滥,可发为风水。

对于肾风的症状,《黄帝内经太素·卷第二十八风》归纳为七大症状,"肾风状能有七:一曰多汗;二曰恶风;三曰面肿;四曰腰脊痛;五曰面色黑如烟焰……六曰隐曲不利,谓大小便不得通利;七曰所部色见。颐上,肾部也。"《黄帝内经素问吴注》详细分析了各症状的机制:"肾主吸入,肾受风邪,则失其吸入之令,气之升者上而不下,故令面庞然浮肿。肾脉贯脊属肾,故令脊痛不能正立。焰,黑色也。肾主北方水,故色焰。俯首谓之隐,鞠躬谓之曲,肾脉入肺中循喉咙,故不利于隐,隐则喉痛也。肾脉贯脊,故不利于曲,曲则脊痛也。肌肉属脾,肾病而曰诊在肌上者,水病而侮乎土也,故其色黑。"肾风的证候,可简要归纳为两大类:一是风病证候,即多汗恶风,面庞然浮肿如有水状。二是肾虚证候,如腰脊疼痛,面色黑,大、小便不通,脉大等。肾虚及脾则不能食,肾虚及心则惊,甚至致心痿而死。

风水,属水肿病的一种。风水主症为浮肿,《灵枢·论疾诊尺》曰"人之目窠上微痈,如新卧起状"。《金匮要略·水气病脉证并治》在上述症状的基础上进行了补充,曰:"风水,其脉自浮,外证骨节疼痛,恶风。"因此,风水的基本证候,可由头面或全身浮肿外加外感风邪的表证——骨节疼痛、恶风共同构成。《张氏医通·诸气门上》分析了风水各症状的机制:"肾本属水,因风而水积也……其本在肾,其末在肺,皆积水也。上下溢于皮肤,故为肿。今止言外证骨节疼痛恶风不言肿,脱文也。肾外合于骨,水则病骨。肝外合于筋,风则筋束关节,故骨节痛。脉浮恶风者,知其风水之在外也。"《素问·评热病论篇》还描述了风水不愈的各种危候,其症除面目浮肿外,还可见水邪迫肺的仰卧咳甚;水气凌心,虚火外越的口苦舌干,小便色黄;水湿困脾的烦不能食,身重难以行;水邪犯胃的腹中鸣响,不得仰卧,咳出清水;水邪闭阻胞脉的月事不来等。

在疾病的成因上,从《素问·风论篇》来看,肾风的病因当为冬季感受外风所致,但后世医家一般认为肾风多为内伤所致,如《类经》:"病生在肾,名为肾风,其非外感之风可知,然则五风有由内生者,皆此义也,所以风有内外之分,不可不辨。"风水多为内外合邪所致,如经文所言"勇而劳甚""汗出逢风"。《外台秘要》也指出风水为脾肾亏虚,外受风邪所致:"病源风水者,由肾脾气虚弱所为也,肾劳则虚,虚则汗出,汗出逢风,风气内入,还客于肾,脾虚又不能制水,故水散溢皮肤。又与风湿相搏,故云风水也。"

在《黄帝内经》中风水可用针刺治疗,《灵枢·四时气》曰:"风水肤胀,为五十七痏,取皮肤之血者,尽去之。"即针刺治疗水病的 57 个腧穴。若皮肤有血络者,针刺时应尽去其血,提示风水治疗以祛邪通利为主。这与《素问·汤液醪醴论篇》治疗水肿"开鬼门"的法则也相互印证。其后,仲景确立了治疗风水病的方剂,《金匮要略·水气病脉证并治》曰:"风水恶风,一身悉肿,脉浮不渴,续自汗出,无大热,越婢汤主之。""风水,脉浮身重,汗出恶风者,防己黄芪汤主之。"越婢汤、防己黄芪汤成为治疗风水的代表方剂而沿用至今。

在肾风的治疗上,《黄帝内经》指出"虚不当刺"。若不当刺而刺,则肾气愈虚,水邪泛滥而变生他病。《中藏经》《备急千金要方》均提出用灸肾俞的方法治疗肾风,《中藏经·风中有五生死论第十七》:"肾风之状,但踞坐而腰脚重痛也……肾风宜灸肾俞穴也。"《备急千金要方·肾脏方》:"治肾风虚寒方,灸肾俞百壮,对脐两边向后挟脊相去各一寸五分。"在肾风的方药治疗上,后世论述较少,《普济方·诸风门》记载:"泽泻汤治肾风面肿。泽泻(半两),天雄(用黑豆煮令熟,不用豆刮去皮脐,半两),防风(一两)。"《圣济总录·诸风门》曰:"治肾中风踞而腰痛,脚肿疼重,耳鸣面黑,志意不乐,海桐皮散方。海桐皮(锉)、五加皮(去粗皮锉)、萆薢(炒)、薏苡仁(炒)各一两,虎骨(涂酥炙令黄)、防风(去叉)、续断、杜仲(去粗皮锉炒)、郁李仁(汤退去皮尖双仁炒)、熟干地黄(焙)各一两。"综观上述两方,均采用了补肾、利水加祛风的用药手法,值得我们效法。

从古人对"肾风""风水"的相关论述可以看出,肾风类似于慢性肾炎伴有水肿者,风水类似于肾炎的急性发作期。有鉴于此,现代中医临床常采用风药来治疗急慢性肾脏疾病,如赵绍琴、刘渡舟等采用荆防败毒散之类的方剂治疗急、慢性肾脏疾患。

【医案举隅】

肾风医案　陈敬斋先生,年逾八十,身体坚强,声音洪亮,耄年尚御女不辍。旧冬曾举一子,其先天禀赋之厚可知,迺值春升,面足带浮,语言不利,惟眠食犹安。诸郎君,各延一医调治,咸称脾肾之虚,理中肾气诸方,叠投益甚,渐加气促不能着枕,遂谓高年重症,无药可治。停药数日而病益进,托友转请于余。余至扶诊,脉颇浮大,遍身肿,而面部尤甚,语言壅塞,涎唾自流。予想从来肿症,未闻有言謇流涎之例,言謇流涎,惟中风有之。奈何肿症亦有之乎?默思《黄帝内经》病机篇云:有病肾风者,面胕庞然,壅害于言,缘邪之所凑,其气必虚。大凡水病多有由于肾虚者,况高年禀赋虽厚,而下元已衰,或加房劳惊恐,俱伤肾气。值此春升,风木司令,下虚不纳,肾液奔腾升越于表,适逢风袭中于廉泉(舌根下两旁穴),故面跗庞然,而兼壅害于言也。处以归、杞、附、桂、白芍,抑风而制肾水,微加辛、防、独活,用之流利经络,稍开鬼门以逐邪。一剂下咽,竟获熟睡,小水倍常;再剂肿消,语言清爽,流涎亦止。可见圣人之法,不可不熟而深求也。

(《得心集医案》)

按:对于以水肿为主的病证,医者大多从脾肾入手调治,此为常法。然本案例却久治不愈,且症状加重。重温病史可知,该病案以遍身水肿,面部为甚,且出现了语言謇涩的症状,与《素问·评热病论篇》肾风的症状描述极为相似,故而推测其病机为肾虚之体,风邪外中,治以抑肝风,制肾水,兼以祛风逐邪。方中附、桂温肾以制水,归、杞、芍敛肝以抑风,辛、防、独活发汗解表。如果单纯温肾祛风,方药会过于辛燥,加入敛肝之品,配伍得当,对高血压肾病患者尤可仿效该治疗手法。该案同时还告诉我们为医者当熟读经典,临床才能信手拈来,药到病除。

第十二节　遗　　溺

【经文辑录】

膀胱不利为癃,不约为**遗溺**。

《素问·宣明五气篇第二十三》

肾咳不已,则膀胱受之,膀胱咳状,咳而**遗溺**。

《素问·咳论篇第三十八》

散脉令人腰痛而热,热甚生烦,腰下如有横木居其中,甚则**遗溲**;刺散脉,在膝前骨肉分间,络外廉束脉,为三痏。

《素问·刺腰痛篇第四十一》

解脉令人腰痛,痛引肩,目𥆧𥆧然,时**遗溲**,刺解脉,在膝筋肉分间郄外廉之横脉出血,血变而止。

《素问·刺腰痛篇第四十一》

淫气**遗溺**,痹聚在肾。

《素问·痹论篇第四十三》

刺阴股下三寸内陷,令人**遗溺**。

《素问·刺禁论篇第五十二》

督脉……此生病,从少腹上冲心而痛,不得前后,为冲疝。其女子不孕、癃、痔、**遗溺**、嗌干。

《素问·骨空论篇第六十》

三焦者,足少阳、太阴之所将,太阳之别也,上踝五寸,别入贯腨肠,出于委阳,并太阳之正,入络膀胱,约下焦,实则闭癃,虚则**遗溺**,**遗溺**则补之,闭癃则泻之。

《灵枢·本输第二》

肝脉急甚者为恶言……微滑为**遗溺**。

《灵枢·邪气脏腑病形第四》

是主肝所生病者,胸满呕逆飧泄,狐疝,**遗溺**闭癃。

《灵枢·经脉第十》

六腑气:胆为怒,胃为气逆哕,大肠、小肠为泄,膀胱不约为**遗溺**,下焦溢为水。

《灵枢·九针论第七十八》

【阐释与发挥】

遗溺,是以小便不能控制,或昼间不能自约,或睡眠中尿床为主要表现的病证。《黄帝内经》共有十二处提及,称为"遗溺""遗溲"。《景岳全书》曰:"遗溺一证,有自遗者,以睡中而遗失也。有不禁者,以气门不固而频数不能禁也。"《伤寒论》脉法曰:"寸口脉微而涩。微者,胃气不行;涩者,荣气不足。荣卫不能调,则三焦无所伸而归其部。上焦不归,噫气吞酸;中焦不归,不能消谷;下焦不归,则遗溺失禁也。左尺脉微涩主遗溺,尺脉悬绝者,不治。"

《黄帝内经》认为遗溺病多为虚证,且多与肾、膀胱、督脉有关。如《素问·痹论篇》指出,遗溺乃由痹邪及肾,肾气不足而致。《素问·咳论篇》指出,肾咳日久,肾气必虚,气虚固摄无力,则咳而遗溺。《素问·宣明五气篇》指出膀胱气虚不固可致遗溺。《素问·骨空论篇》指出,督脉虚衰,失于固摄,不能约束膀胱而遗尿。此外《灵枢·邪气脏腑病形》《灵枢·经脉》指出遗溺与肝有关,与肝经循行绕阴器有一定的关系。

后世医家在《黄帝内经》肾气虚、膀胱气虚,肝脉、督脉失调的基础上,做了补充,并提出了肺虚、瘀血导致遗溺的观点。清代林珮琴《类证治裁·闭癃遗溺》曰:"大抵遗溺失禁,由肺、肾、膀胱气虚。肺虚,补中益气汤加五味、牡蛎。"提出了肺气虚导致遗溺的观点。肺主气,可通调水道,下输膀胱。若肺虚治节失司,则膀胱不约。张璐在《张氏医通·小便不禁门》中指出:"有热客肾部而遗尿者……有先因病淋,服利药太多,致溺不禁者……有所伤损,污血畜于胞中,亦令遗失……小儿胎中受冷遗尿,一味补骨脂,炒研,临卧红酒调服,即不遗。"张璐论遗尿在肾虚的基础上增加了中气不足可致遗溺,同时还论述热邪、瘀血、寒气均可导致遗溺的发生。

对于遗溺的治疗,古人大多以补肾益气固摄为主。《三因极一病证方论》提出家韭子丸、阿胶饮、张真君茯苓丸、鸡内金散。《妇人大全良方》记载了鹿茸散治妇人久虚冷,小便日夜三五十行。桑螵蛸散治妇人虚冷,小便数。鹿茸丸治妇人久积虚冷,小便白浊,滑数不禁。《古今医统大全·遗溺症》提出分阶段标本论治之说:"溺不禁为阴阳不调,水火不济,必先用补中益气以治本调荣卫者,此也。后用秘元丹以治标拾遗者,此也。若不先调荣卫,而俾其正气冲和运用,各行其道,据以涩药收之,而暂息随作,未见其能奏功也,故曰调和荣卫为主,治本之谓也。"张景岳认为肺气虚与遗尿有关,治水者必须治气,治肾者必须治肺之法,设立肺肾同治,标本兼顾的治则。《景岳全书·遗溺》说:"凡治小便不禁者,古方多用固涩,此固宜然;然固涩之剂,不过固其门户,此亦治标之意,而非塞源之道也。盖小水虽利于肾,而肾上连肺。若肺气无权,则肾水终不能摄,故治水者必须治气,治肾者必须治肺,宜以参、归、术、桂、附、干姜之属为之主,然后加以固涩之剂为之佐,庶得治本之道,而源流如度。"

【医案举隅】

肾虚遗尿案　黄元吉年六十余,因丧明蓄妾,而患小便淋涩。春间因颠仆,昏愦遗尿。此后遂不时遗溺,或发或止,至一阳后大剧,昼日溺涩不通。非坐于热汤则涓滴不出,交睫便遗之不禁。张诊其脉,或时虚大,或时细数,而左关尺必显弦象。此肾气大亏而为下脱之兆也,乃与地黄饮子数服,溺涩稍可,遗亦少间。后与八味丸除丹皮、泽泻,加鹿茸、五味、巴戟、远志调理而痊。

(《古今医案按·遗尿》)

按:《黄帝内经》以遗尿病多为肾气亏虚,膀胱失于固摄所致,故遗尿病大多以补肾益气固摄为主。本案先后以地黄饮子、八味丸加减为主调治,皆立足于补肾益气,从而获效。

第十三节　溲　　血

【经文辑录】

胞移热于膀胱,则癃**溺血**。膀胱移热于小肠,鬲肠不便,上为口糜。

《素问·气厥论篇第三十七》

悲哀太甚,则胞络绝,胞络绝,则阳气内动,发则心下崩,数**溲血**也。

《素问·痿论篇第四十四》

少阴有余,病皮痹隐轸;不足,病肺痹;滑则病肺风疝;涩则病积**溲血**。

《素问·四时刺逆从论篇第六十四》

少阳不退位,即热生于春,暑乃后化,冬温不冻,流水不冰,蛰虫出见,民病少气,寒热更作,便血上热,腹坚满,**小便赤沃**,甚则血溢。

《素问·本病论篇第七十三》

热病七日八日,脉微小,病者**溲血**,口中干,一日半而死,脉代者,一日死。

《灵枢·热病第二十三》

咳且**溲血**脱形,其脉小劲,是四逆也。

《灵枢·玉版第六十》

咳**溲血**,形肉脱,脉搏,是三逆也;呕血,胸满引背,脉小而疾,是四逆也;咳呕腹胀,且飧泄,其脉绝,是五逆也。

《灵枢·玉版第六十》

【阐释与发挥】

溲血、溺血,指小便中混有血液或夹杂血块。《黄帝内经》中共五次提及"溲血",一次提及"溺血",一次提及"小便赤沃"。尿血在临床须与血淋进行区别,《丹溪手镜》:"大抵小便出血……痛者谓之淋,不通者谓之尿血。"

从《黄帝内经》的条文来看,其主要侧重于溲血病因病机的探讨。溺血与热有关,热分虚实。实热主要有膀胱热盛和心火亢盛。《素问·气厥论篇》指出胞移热于膀胱,热邪盛于下焦,脉络受损,血渗膀胱,可致溺血。张琦云:"盖三焦之火归于肾藏,则府清而水利,泄于膀胱,则府热而溺涩,甚则阴血受伤,随溲而下。"结合《素问·痿论篇》的全篇来看，"包络绝""阳气内动"等的背后机制当为心火亢盛，火热下移小肠，从而导致溺血。《素问·本病论篇》之"小便赤沃"、《灵枢·热病》之"溲血"也当责之于热邪迫血所致。虚热主要之于肾和心。《素问·四时刺逆从论篇》云："少阴……涩则病积溲血。"马莳注："少阴者，足少阴肾经也。"若肾阴亏损，相火妄动，火热迫血妄行而成尿血。张景岳注："涩为心血不足，故经滞而为积聚，血乱而为溲血也。"为心之阴血不足，虚热下移小肠，迫血下行可致尿血。

后世医家在《黄帝内经》论述的基础上，进行了补充和完善。如《诸病源候论·血病诸候》指出风邪侵入少阴肾经，可致溺血："下部脉急而弦者，风邪入于少阴，则尿血。"宋代陈无择《三因极一病证方论·尿血证治》中论及尿血的病机为虚寒，非全属热："病者小便出血，多因心肾气结所致，或因忧劳、房室过度，此乃得之虚寒。故《养生》云，不可专以血得热为淖溢为说，二者皆致尿血。"清代唐容川《血证论·尿血》中也论述了虚证溲血的种种情况："脾气虚寒，不能摄血"，指出了脾虚不能统血而致溲血的观点；"肺虚，不能制节其下，以致尿后渗血"，补充了肺失治节而致溲血的病机。王肯堂所说："肺金者，肾水之母，谓之连脏，肺有损伤妄行之血，若气逆上者则为呕血矣；气不逆者，此之何不从水道下降入胞中耶，其热亦直抵肾与膀胱可知也。"清代程国彭《医学心悟·尿血》补充了肝火也导致溲血的观点："肝主疏泄，肝火盛，亦令尿血。"肝火盛，结于下焦，热扰血分，损伤脉络，则成溲血。清代李用粹《证治汇补·溺血》对溺血的病机做了总结和概括，认为"是溺血未有不本于热，但又各脏虚实之不同耳"，认为溺血必有热，但有虚实之分。同时，李用粹认为溺血的病位在肾与膀胱，但它脏病变亦可导致溺血，"或肺气有伤，妄行之血，随气化而下降胞中；或脾经湿热内陷之邪，乘所胜而下传水腑；或肝伤血枯，或肾虚火动，或思虑劳心，或劳力伤脾，或小肠积热，或心胞伏暑，俱使热乘下焦，血随火溢"，各脏病变皆可引发溺血。各脏病变有虚有实，引人关注的是肺、脾、肝、小肠、心包病变可致溺血的观点。

《黄帝内经》并未有对"溲血"的明确治疗。唐容川在《血证论·尿血》中指出尿血要分虚实来论治。实证者皆有淋漓不通之象，太阳、阳明传经之热结于下焦，宜仲景桃仁承气汤或小柴胡汤治之；心经遗热于小肠宜导赤饮；肝经遗热于血室宜龙胆泻肝汤；尿血治心与肝而不愈者，当兼治其肺，用人参泻肺汤或清燥救肺汤；虚证者溺出鲜血，如尿长流，绝无滞碍者，宜用四物汤加减治之。

【医案举隅】

阴虚尿血案　内弟顾元叔溺血,溺孔不时酸疼,溺则周身麻木,头旋眼黑,而手足心常见发热,酸麻尤甚。脉来弦细而数,两尺搏坚。与生脉六味,或加牛膝,或加门冬,服之辄效。但不时举发,以六味合生脉,用河车熬膏代蜜,丸服而痊。

（《续名医类案·卷十二·溺血》）

按:《黄帝内经》对溺血病机的认识多侧重于热邪,强调热伤血络是导致溺血的主要病机。本案从虚热入手,以六味滋补肾阴,生脉滋补心阴,心肾阴虚得补,虚火自降,血络得宁则溺血自止。

第十四节　阴　　痿

【经文辑录】

帝曰:调此二者奈何?岐伯曰:能知七损八益,则二者可调,不知用此,则早衰之节也。年四十而阴气自半也,起居衰矣;年五十,体重,耳目不聪明矣;年六十,**阴痿**,气大衰,九窍不利,下虚上实,涕泣俱出矣。

《素问·阴阳应象大论篇第五》

太阴司天,湿气下临,肾气上从,黑起水变,火乃眚;埃冒云雨,胸中不利,**阴痿**气大衰而不起不用。水用当其时,反腰脽痛,动转不便也,厥逆。地乃藏阴,大寒且至,蛰虫早附,心下否痛,地裂冰坚,少腹痛,时害于食,乘金则止水增,味乃咸,行水减也。

《素问·五常政大论篇第七十》

是故子午之年,太阳降地,主窒地阜胜之,降而不入;又或遇土运太过,先天而至,土运承之,降而不入,即天彰黑气,暝暗凄惨,才施黄埃而布湿,寒化令气,蒸湿复令。久而不降,伏之化郁,民病大厥,四肢重怠,**阴痿**少力。天布沉阴,蒸湿间作。

《素问·本病论篇第七十三》

岐伯曰:所谓不退者,即天数未终,即天数有余,名曰复布政,故名曰再治天也。即天令如故,而不退位也。厥阴不退位,即大风早举,时雨不降,湿令不化,民病温疫,疵废风生,民病皆支节痛,头目痛,伏热内烦,咽喉干引饮。少阴不退位,即温生春冬,蛰虫早至,草木发生。民病膈热咽干,血溢惊骇,小便赤涩,丹瘤疹疮疡留毒。太阴不退位,而且寒暑不时,埃昏布作,湿令不去。民病四肢少力,食饮不下,泄注淋满,足胫寒,**阴痿**闭塞,失溺小便数。少阳不退位,即热生于春,暑乃后化,冬温不冻,流水不冰,蛰虫出见,民病少气,寒热更作,便血上热,小腹坚满,小便赤沃,甚则血溢。阳明不退位,即春生清冷,草木晚荣,寒热间作。民病呕吐暴注,饮食不下,大便干燥,四肢不举,目瞑掉眩。

《素问·本病论篇第七十三》

肾脉急甚为骨癫疾……大甚为阴痿;微大为石水。

《灵枢·邪气脏腑病形第四》

经筋之病……热则筋弛纵不收,**阴痿**不用。

《灵枢·经筋第十三》

足厥阴之筋,起于大指之上,上结于内踝之前,上循胫,上结内辅之下,上循阴股,结于阴器,络诸筋。其病足大指支内踝之前痛,内辅痛,阴股痛转筋,**阴器不用**,伤于内则不起,伤于寒则阴缩入,伤于热则纵挺不收。治在行水清阴气。其病转筋者,治在燔针劫刺,以知为数,以痛为腧。命曰季秋痹也。

《灵枢·经筋第十三》

士人有伤于阴,阴气绝而不起,阴不用,然其须不去。

《灵枢·五音五味第六十五》

【阐释与发挥】

阴痿即阳痿,指男子阴茎痿弱不起,临房举而不坚,或坚而不久的病证。

《黄帝内经》中的《阴阳应象大论篇》《五常政大论篇》《邪气脏腑病形》等篇,均以"阴痿"称之。《灵枢·经筋》称为阴器不用、不起。西晋王叔和《脉经》中称为"阴萎不起"。《太平惠民和剂局方》称之为"阳事不举"。宋代窦材首次提出"阳萎",在《扁鹊心书·神方》中记载:"五福丹……又能壮阳治阳萎,于肾虚之人功效更多。"明代周之干《慎斋遗书·阳痿》首次以"阳痿"病名进行专篇论述。鉴于《景岳全书·卷三十二》专篇论述阳痿所引用的相关文献,正是《黄帝内经》对阴痿的论述,故自此以后,阴痿被逐渐更名为阳痿。清代林珮琴的《类证治裁》、叶天士的《临证指南医案》专篇论述阴痿时,都采用了阳痿之名。

《灵枢·邪气脏腑病形》记载,阴痿的肾脉特点为大甚。西晋王叔和《脉经·肾足少阴经病证》对阳痿病的脉象做了补充,"肾脉沉之大而坚,浮之大而紧"。而隋代巢元方在《诸病源候论·虚劳病诸候下》对肾阴虚与肾阳虚两种病机的脉象分别进行了详细地描述:"若劳伤于肾,肾虚不能荣于阴器,故萎弱也。诊其脉,瞥瞥如羹上肥,阳气微;连连如蜘蛛丝,阴气衰。"《史载之方·卷上·论膈噎》对肾阳亏虚导致阳痿的心之脉象做了描述,使医家对阳痿病脉象的认识更加全面:"心脉沉,主元阳正气虚弱,阳事不起,小便余沥。"

阴痿的产生,《黄帝内经》提出热盛,宗筋弛纵,高年肾气大衰,入房太甚,足厥阴之筋病变以及外伤等原因均可导致。《圣济总录·肾脏风毒流注腰脚》记载了风邪导致阴痿的病因病机:"盖肾主腰脚,风邪客于肾经,久而不去,风毒流注,发于下部,故变脚弱之证……治肾藏风虚,腰膝疼痛,阴痿缓弱。"《太平圣惠方·补益方序》则论述了寒邪导致阴痿,云:"男子冷气,腰疼膝痛,冷痹风顽,阴汗盗汗,夜多小便,泄痢,阳道衰弱。"《儒门事亲·疝本肝经宜通勿塞状》论述湿热导致阴痿:"湿为燥热所壅,三焦闭涩,水道不行,阴道不兴,阴囊肿坠。"张景岳认为恐甚亦可导致阳痿:"恐则精却,故伤肾。凡猝然恐者多遗尿,甚则阳痿,是其征也。"清代张聿青认为痰湿可阻遏相火而致阳痿。在《张聿青医案·卷十三》阳痿案评论:"命门相火,为生身之本,真阳亏损则火衰,湿痰郁遏,火不用事,则火亦衰。脉滑而大。痰多阳痿,火之式微,湿之有余也。"清末韩善征在《阳痿论》中认为跌仆之瘀可致阳痿:"盖跌仆则血妄行,每有瘀滞精窍,真阳之气难达阴茎,势遂不举。"

巢元方《诸病源候论·虚劳病诸候下》认为阳痿的病机是肾阴阳两虚:"肾主精,髓开窍于阴,今阴虚阳弱,血气不能相荣,故使阴冷也。久不已,则阴痿弱是也。"又云:"阴阳衰微,而风邪入于肾经,故阴不起。"西晋葛洪在《肘后备急方·治卒患腰胁痛诸方》"治诸腰痛,或肾虚冷,腰疼痛阴萎"中明确指出了阳痿病肾虚冷(肾阳虚)的病机。杨上善《黄帝内经太素·卷第三·阴阳》认为老年性阳痿为肾气亏虚:"人年六十,肾气衰,精气减,筋弛,故宗筋痿也。"《外台秘要·五劳六极七伤方十一首》引《古今录验》云:"石斛万病散,疗五劳七伤,大风缓急湿痹不仁……四肢酸烦,阴痿,临事不起……此皆极劳伤血气,心神不足所致。"开始从气血不足,心神失养的病机认识阳痿。《圣济总录·小肠门》指出小肠虚寒可致阳痿:"治小肠虚寒,小便后余沥,阴痿,益智丸方。"明代王纶《明医杂著·续医论》中提出肾经郁火论:"肾经郁火而有此症,令服黄柏、知母清火坚肾之药而效,故须审察,不可偏认作火衰也。"王肯堂在《证治准绳·杂病·前阴诸疾》阴痿篇中认为:"阴痿弱,两丸冷,阴汗如水,小便后有余滴膝气,尻臀并前阴冷,恶寒而喜热,膝亦冷。此肝经湿热,宜固真汤、柴胡胜湿汤。"明确指出肝经湿热是阳痿的一种病机。清代陈士铎在《辨证录·燥证门》中论曰:"然心之衰者,亦由肾水虚也。精足则上交于心……虽久战而可以不泄精;虚则心无所养,怯然于中,本不可战。"叶天士《未刻本叶氏医案·方接·苓桂术姜汤》云"心肾不交,心悸内怯,阳痿不举""情志怫郁,心阳与肾真不交,少寐阳痿",可见心肾不交亦可导致阳痿。

《黄帝内经》并未有明确针对阴痿病的治疗原则和方法。孙思邈《备急千金要方》载有治疗久病阳痿成方 9 首(包括巴戟天酒、五补丸、大续命散、大黄芪汤、杜仲散、肾气丸、琥珀散、天雄散、庶事衰恶方),每一首方中补肾药均以较高的频率出现。《医心方·房内·用药石集》中收集了这一时期治疗阳痿 18 方,如"若平常自强,就接便弱方:蛇床子、菟丝子,末,酒服方寸匕,日三"。宋金元时期医家不再沿用前代单纯从补的方法,对邪气亢盛,影响脏腑功能的则采用通法、泄法。张子和主张用"宜通勿塞"的治则,以"温剂下之"的治法对因寒疝而致阳痿的患者进行治疗;李东垣在《兰室秘藏》中用"清化湿热"之法治疗肝经湿热型阳痿。宋代王衮《博济方·风证》以天雄沉香煎丸温阳散寒,祛湿理气,治疗"下元积冷伤惫"所致之阳痿。明清时期阳痿病辨证论治体系已经形成。张景岳将阳痿病的证型分为命门火衰、精气虚寒,脾肾亏损,肝肾湿热 3 种类型:"命门火衰,精气虚寒而阳痿者,宜右归丸、赞育丹、石刻安肾丸之类主之。若火不甚衰,而止因血气薄弱者,宜左归丸、斑龙丸、全鹿丸之类主之。凡因思虑惊恐,以致脾肾亏损而阳道痿者……宜七福饮、归脾汤之类主之……其有忧思恐惧太过者……宜七福饮加桂附枸杞之类主之。凡肝肾湿热……宜滋阴八味丸,或丹溪大补阴丸、虎潜丸之类主之。火之甚者,如滋肾丸、大补丸之类俱可用。"清代林珮琴在《类证治裁》中将其分为真阴亏乏、火衰精气虚寒、火衰不甚、心脾郁结、郁伤少阳、胆虚精却、先天精弱、胃虚食少、湿热伤及肝肾、肝肾虚热、心肾失交、劳伤筋骨 12 种类型:"水衰真阴亏乏,归肾丸、还少丹、地黄汤。火衰精气虚寒,右归丸、八味丸,甚者加人参、鹿茸,或加肉苁蓉、杞子。若火衰不甚,斫丧太过,补骨脂丸。伤思虑者,心脾郁结,阳事不举,归脾汤、妙香散。郁伤少阳,生气日索,加味逍遥散。伤恐惧者,胆虚精却,大补元煎加枣仁、鹿角胶。先天精弱者,房后神疲,固阴煎、秘元煎。胃虚食少者,水谷不充,精髓失旺,脾肾双补丸、七福饮、玉母桃。其湿热伤及肝肾,致宗筋弛纵,为阳痿者……宜滋阴八味丸,或龙胆泻肝汤……若肝肾虚热,仍宜养肝滋肾,地黄汤加龟板、元参、天麦冬、五味子。又有心肾失交,梦泄致痿,远志丸加熟地、枣仁、白芍。劳伤筋骨,阳道痿弱,无比山药丸、大造固真丹。肾虚无子,精冷精滑,七宝美髯丹。通治阳事不起,如赞化血余丹、鹿茸地黄丸、三子丸、青娥丸等。此治法大概也。若夫元阳既伤,真精必损,必兼血肉温润之品缓调之,如斑龙丸、聚精丸、二至百补丸之类。"

【医案举隅】

内热致痿案 一少年久患内热,鼻衄龈宣,溺赤便艰,睛红口渴。热象毕露,因阳痿经年,医者但知为阳虚之证,而不知有因热而痿之病。遂进温补,其热愈炽。父母不知,为之毕姻。少年大窘,求治于余。脉滑而数,曰无伤也。与元参、丹皮、知、柏、薇、栀、石菖蒲、丝瓜络、沙参、蛤壳、竹茹,服六剂,来报昨夜忽然梦遗。余曰:此郁热泄而阳事通矣。已而果然。

(《归砚录·卷四》)

按:阳痿者虽以阳虚证为多见,但临床仍需相加辨证,不可一概而论。该案为少年患者,且患者鼻衄龈宣、溺赤便艰、睛红口渴,肾阴不足之虚热可知,故治以育阴清热、化痰通络之剂而收效。

第十五节 遗 精

【经文辑录】

恐惧而不解则伤精,精伤则骨酸痿厥,**精时自下**。

《灵枢·本神第八》

是故怵惕思虑者则伤神,神伤则恐惧**流淫而不止**。

《灵枢·本神第八》

【阐释与发挥】

遗精,是指不因性生活而精液遗泄的病证。其中因梦而遗精的称为"梦遗",无梦而遗精,甚至清醒时精液自出的称为"滑精"。《黄帝内经》中记载了遗精的症状,《灵枢·本神》称之为"精时自下""流淫而不止"。张仲景称其为"失精",如《金匮要略·血痹虚劳病脉证并治》记载,"梦失精,四肢酸痛,手足烦热,咽干口燥""夫失精家,少腹弦急,阴头寒,目眩发落"。《中藏经·论诸淋及小便不利第四十四》最早提出"梦泄"一词:"虚者,谓肾与膀胱俱虚,而精滑梦泄,小便不禁者也。"《诸病源候论·虚劳失精候》记载有"虚劳尿精候""虚劳梦泄精候""虚劳溢精,见闻精出候""虚劳失精候",把本病归属于虚劳。宋以后,遗精从虚劳门分离,开始作为独立的病证。《普济本事方·膀胱疝气小肠精漏》正式提出遗精和梦遗的名称,在其所撰《普济本事方》载:"治遗精梦漏,关锁不固,金锁丹。""大智禅师方,梦遗不可全作虚冷,亦有经络热而得之。""滑精"之名出自明代王肯堂《证治准绳·遗精》篇,其曰:"因梦与鬼交为梦遗,不因梦感而自遗者为滑精,然总之为遗精也。"明确指出了以有梦和无梦区分遗精为梦遗和滑精,作为统一病名,得到广泛认可,并沿用至今。

关于遗精的病因,《黄帝内经》提出了两方面的认识,或恐惧不解伤精所致,或心怵惕思虑伤神而产生。张仲景认为属虚劳所致,故遗精的内容放在虚劳病篇讨论。巢元方认为属肾虚所致,如《诸病源候论》曰:"肾气虚损,不能藏精,故精漏失。"此外,该书还首次把感官刺激作为病因提出:"见闻感触,则动肾气,肾藏精,今虚弱不能制于精,故因见闻而精溢出也。"《普济本事方》增添了经络壅滞,欲动心邪等原因:"梦遗有数种,下元虚惫,精不禁者……年壮气盛,久节淫欲,经络壅滞者……有情欲动中,《经》所谓所愿不得。"《济生方·小便门》认为心肾不交是遗精最主要的病机:"心受病者令人遗精白浊,肾受病者亦令人遗精白浊。此皆心肾不交,关键不牢之所致也。"朱丹溪倡相火论,指出:"心火动则相火亦动,动则精自走,相火翕然而起,虽不交合亦暗流而疏泄矣。"方隅在《医林绳墨·梦遗滑精》中谓"梦遗滑精,湿热之乘",指出了湿热可致遗精。

在遗精的治疗上,《灵枢·本神》并未给出明确的治疗。张仲景基于《黄帝内经》"惊恐致遗"的理论,创制了桂枝加龙骨牡蛎汤来调和阴阳,镇惊安神;对于虚劳所致的梦失精则用小建中汤治疗。《小品方》提出治疗当从涩精止遗,调和气血入手,记载有龙骨汤、薰草汤、韭子汤、车前汤等,如:"龙骨汤治梦失精,诸脉浮动,心悸少急,阴处寒,目眶疼,头发脱者。""薰草汤,治梦失精方。"《普济本事方》指出:"下元虚惫,精不禁者,宜服茴香丸;年壮气盛,久节淫欲,经络壅滞者,宜服清心丸;有情欲动中,《经》所谓所愿不得……宜《良方》茯苓散。"《景岳全书·遗精论治》提出了遗精的证治要点,颇具指导价值:"治遗精之法,凡心火盛者,当清心降火。相火盛者,当壮水滋阴。气陷者,当升举。滑泄者,当固涩。湿热相乘者,当分利。虚寒冷利者,当温补。下元元阳不足,精气两虚者,当专培根本。"宋代《太平惠民和剂局方》提出的"治心气不足,神思恍惚,言语错谬,惊悸不定"的妙香散成为后世医家调补心脾的代表方。明代龚廷贤《万病回春·遗精》言:"心肾不交者,用水火分清饮。心气虚热者,用清心莲子饮。"在《寿世保元·遗精》中又曰:"心有所慕而作梦遗,此君火既动,而相火随之,治在心。"并提出方药黄连清心汤,为后世交通心肾常用方。清代程国彭《医学心悟·赤白浊》提出的萆薢分清饮"清热利湿,分清别""主赤白浊,淋病",为后世治疗湿热遗精的主要用方。《医方集解》之金锁固精丸则为肾虚不固之遗精的代表方剂。

【医案举隅】

肾虚遗精案 江篁南治一壮年,患遗精,医用滋阴降火剂,罔效。一医用牡蛎、龙骨等止涩药,其精愈泄。又服芩、连、柏、山栀等药,百五十余贴,兼服小便二百余碗,又或作痰火治,或作湿热治,俱罔效。盖经年余矣,二月间,请江诊视,左脉浮濡无力,右寸浮散近快,两尺尤弱,不任寻按。其人头晕,筋骨酸疼,腰痛畏风,小便黄,腹中时鸣。以熟地黄、远志为君,当归身、桑螵蛸、人参为臣,石莲子肉、白茯苓为佐,石菖蒲、甘草为使。十余贴后,精固。惟筋骨犹酸,小便犹黄,腹或至晚犹鸣,煎剂再加黄柏,兼服补阴丸,加人参、鹿茸、菟丝子、桑螵蛸、茯神之类,两月而愈。

(《名医类案·遗精》)

按:遗精之证,一般认为有梦者属心火,无梦者属肾虚。然俞震指出在排除湿热之外,有梦、无梦均为虚证。精之藏制在肾、精之主宰在心,本案伴见腰痛头晕,且尺脉细弱、寸脉浮散,故心肾气虚,精关不固而见遗泄。故以熟地黄、人参、当归补肾气,益精血,茯苓、远志、石菖蒲交通心肾,桑螵蛸、石莲子涩精止遗。

主要参考文献

［1］朱伟,包素珍."肾苦燥,急食辛以润之"内涵探析［J］.浙江中医杂志,
2017,52(8)：615.

［2］张卫国,赵丽."肾者,作强之官,伎巧出焉"新解［J］.中医杂志,2011,52
(21)：1878－1880.

［3］张登本."肾主骨"理论的发生及其意义［J］.河南中医学院学报,2007,3：
5－9.

［4］陈慧娟,朱凌凌,石晓兰."体华窍"理论指导从肾辨治疾病意义探讨［J］.
北京中医药大学学报,2011,34(10)：659－661.

［5］张挺,李其忠."心主神明"考辨［J］.中国中医基础医学杂志,1999,11：
16－18.

［6］陈慧娟,梁尚华,朱凌凌."主象"指导从肾辨证规律探析［J］.上海中医药
大学学报,2013,27(3)：18－21.

［7］姜瑞雪,马作峰,王平,等.《黄帝内经》脉诊理论中的时间因素辨析［J］.中
医杂志,2015,56(6)：455－457.

［8］殷越,王清玉,武文杰.《临证指南医案》中因时治疗水病方法探讨［J］.中
国医药导报,2021,18(5)：146－149.

［9］杨雯,方肇勤,卢涛,等.《灵枢》"肾胀"探析［J］.中华中医药杂志,2019,34
(10)：4497－4499.

［10］李慧.《内经》"藏象"理论在中医诊治尿血中的应用［J］.浙江中医药大学
学报,2014,38(11)：1264－1265.

［11］骆丽娟,黄文宜.脾肾相关理论的文献研究［J］.现代生物医学进展,2006,
6(9)：119,126.

［12］成肇智.《内经》"官"字小议［J］.湖北中医杂志,1982,1：57.

[13] 毛静远,伊永禄.《内经》论心痛[J].天津中医学院学报,1988,3：4-6.

[14] 尤显列.《内经》梦诊的现实意义[J].中国中医药现代远程教育,2014,12(8)：19-21.

[15] 鞠诣然.《内经》肾藏象理论发生学研究[D].沈阳：辽宁中医药大学,2007.

[16] 骆燕宏.《内经》有关腰痛的针刺理论研究[D].济南：山东中医药大学,2014.

[17] 赵耀东,韩豆瑛,刘强,等.《针灸甲乙经》论治肾风理论研究[J].甘肃中医药大学学报,2016,33(5)：19-21.

[18] 谢林,施杞.《中藏经》骨痹辨析[J].中国中医骨伤科,1999,3：54.

[19] 江道斌,陈芳.膀胱咳证治源流探讨[J].中华中医药杂志,2018,33(4)：1285-1288.

[20] 陈慧娟.从"喘证证治"探讨"肾主纳气"之发展脉络[J].江苏中医药,2006,8：15-16.

[21] 李伟林,王才党,颜云龙,等.东垣肾疸汤加减联合恩替卡韦治疗慢性乙型肝炎湿热中阻证60例疗效观察[C].浙江省中医药学会第二届"之江中医药论坛"暨2012年学术年会,2012.

[22] 杨雪军.对肾炎中医病名的阐析[J].江苏中医药,2010,42(3)：59-60.

[23] 陈晓,周国琪,肖文峰.风水肾风辨识[J].中国中医基础医学杂志,2004,4：1-2.

[24] 倪锦玉,张寒放,翟文生.风药在肾病中的应用[J].中医学报,2020,35(6)：1173-1176.

[25] 王暴魁,傅文录.风与肾病论[J].中国医药学报,2004,4：206-209.

[26] 李满意,刘红艳,陈传榜,等.骨痹的证治[J].风湿病与关节炎,2020,9(12)：53-56.

[27] 吴美三.骨痹探讨[J].中国中医基础医学杂志,1998,S1：72-73.

[28] 张雨晴,王蕾.骨痿历史沿革探析[J].环球中医药,2019,12(10)：1610-1614.

[29] 钱海青.河车大造丸加减治疗老年肾咳[J].浙江中医学院学报,1993,1：23.

[30] 丁舟.基于古籍整理的肾藏象理论研究[D].武汉：湖北中医药大

学,2018.

[31] 李柳骥,严季澜.厥心痛古今文献述要[J].吉林中医药,2006,11：1－4.

[32] 滕飞,石岩.历代医家论头痛学术思想探析[J].长春中医药大学学报,
     2016,32(1)：5－8.

[33] 李锡涛,韦大文.路志正辨治肾虚心痛[J].中国医药学报,1998,2：78.

[34] 柯千山,杨宏志,沈伟生.论"肾为欠为嚏"对临床的指导意义[J].中国中
     医基础医学杂志,2001,4：65－66.

[35] 刘仕杰,杨军.论五脏胀病[J].新中医,2020,52(13)：194－196.

[36] 朱凌凌,陈慧娟.略论从肾辨证论治的时间因素[J].上海中医药杂志,
     2012,46(5)：34－35.

[37] 田煜.面部黑斑治疗一例[J].山西中医,1987,4：39.

[38] 王志英,仇正南.浅述肾咳[J].陕西中医函授,2000,2：3－4.

[39] 曹吉瑞.浅谈欠症[J].光明中医,1995,5：16－17.

[40] 余仁欢,乔雪枫,李海玉,等.浅谈肾风的内涵及其治疗[J].中国中医基础
     医学杂志,2009,15(1)：59－60.

[41] 孟文焕.浅谈心病的论治[J].四川中医,1990,5：29－30.

[42] 张学伟,贾红玲.浅析《内经》论治腰痛[J].辽宁中医杂志,2014,41(3)：
     443－444.

[43] 黄莉金,李芳.浅析肾胀[J].中医学报,2020,35(11)：2332－2334.

[44] 邓启源.少阴头痛[J].辽宁中医杂志,1982,1：9.

[45] 李满意,娄玉钤.肾痹的源流及相关历史文献复习[J].风湿病与关节炎,
     2015,4(5)：56－64.

[46] 于福年,赵晓梅.肾病浮肿之正名[J].中医药信息,1989,4：46－47.

[47] 陈立,王小琴.肾藏精理论源流探析[J].中国中西医结合肾病杂志,2016,
     17(9)：839－841.

[48] 王水金,王建巍,陈绩锐,等.肾藏象理论研究述要[J].中医学报,2015,30
     (5)：687－689.

[49] 武峻艳,王杰.肾的概念演变与功能应象[J].中华中医药杂志,2017,32
     (3)：1200－1202.

[50] 李岩.肾风的中医研究进展[D].北京：北京中医药大学,2011.

[51] 刘虹.肾咳刍议[J].云南中医学院学报,1999,1：55.

[52] 沈经宇.肾厥头痛证治[J].上海中医药杂志,1991,5:6-8.

[53] 董野,鞠宝兆.肾象解[J].中国中医基础医学杂志,2014,20(4):421-423.

[54] 路志正.肾心痛辨治[J].中国中医药信息杂志,2000,4:5-7.

[55] 盛颖辉.肾与《内经》说梦[C].中华中医药学会全科医学分会成立大会暨2016年学术年会,2016.

[56] 陈慧娟,李载明,童瑶.肾主纳气的内涵及其发生学思考[J].山东中医杂志,2006,2:79-81.

[57] 王刚佐,邓吉华.肾主之"水"纵横谈[J].江西中医学院学报,1997,1:18.

[58] 柴中元.试论"肾"的病证及特性[J].湖北中医杂志,1984,5:4-7.

[59] 吕玉婷,齐向华.试论脉诊部位之衍变[J].云南中医中药杂志,2013,34(9):19-21.

[60] 罗志辉,王昆秀,邹雅琪,等.试析"夜梦鬼交心俞泻"[J].针灸临床杂志,2020,36(7):83-85.

[61] 朱佳,刘海燕.头痛六经证治[J].中医函授通讯,1994,3:24.

[62] 寇秘椰,谭令,白雪,等.王庆国治疗口味异常经验[J].中医学报,2021,36(3):559-562.

[63] 鞠诣然,鞠宝兆.先秦哲学的精气观念与《内经》肾藏象理论的发生[J].长春中医药大学学报,2007,3:1-3.

[64] 王勇.阳痿病文献研究[D].济南:山东中医药大学,2006.

[65] 李阳.遗精的古代文献研究与学术源流探究[D].北京:北京中医药大学,2019.

[66] 姜德友,杜文章.遗精源流考[J].天津中医药大学学报,2015,34(5):257-260.

[67] 戴超俊.应用《内经》理论浅析肾心痛[J].亚太传统医药,2019,15(1):108-109.

[68] 樊园园.治疗肾消病方剂的用药规律研究[D].南京:南京中医药大学,2014.

[69] 田嘉禾.中医对冠心病的认识与辨证论治[J].辽宁中医,1975,2:23-33.

[70] 李永乐,翟双庆.中医五脏理论文献研究的现状与展望[J].世界科学技术-中医药现代化,2020,22(4):1299-1306.

[71] 张昱.肾病古今名家验案全析[M].北京:科学技术文献出版社,2005.

[72] 陈明.黄帝内经临证指要[M].北京：学苑出版社,2006.

[73] 姚荷生,潘佛巖.脏象学说与诊断应用的文献探讨——肾脏[M].北京：人民卫生出版社,2013.

[74] 郑洪新.肾藏精藏象理论研究[M].北京：中国中医药出版社,2015.

[75] 吴弥漫,古继红.内经临床精要[M].北京：科学出版社,2010.

[76] 杨智孚.内经与临证[M].广州：广东科技出版社,1990.

[77] 王庆其.内经临床医学[M].北京：人民卫生出版社,2010.

[78] 黄帝内经素问[M].北京：人民卫生出版社,2005.

[79] 黄帝内经灵枢[M].北京：人民卫生出版社,2005.

[80] 张大宁.古今肾病医案精华[M].北京：中医古籍出版社,2004.